ÉTUDE

SUR LES

TUMEURS FIBRO-KYSTIQUES

ET LES

KYSTES DE L'UTÉRUS

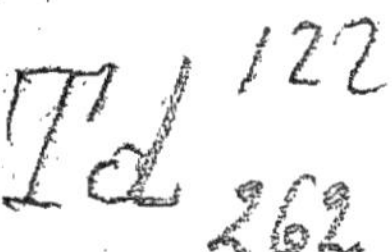

CORBEIL. — TYP. ET STÉR. CRÉTÉ.

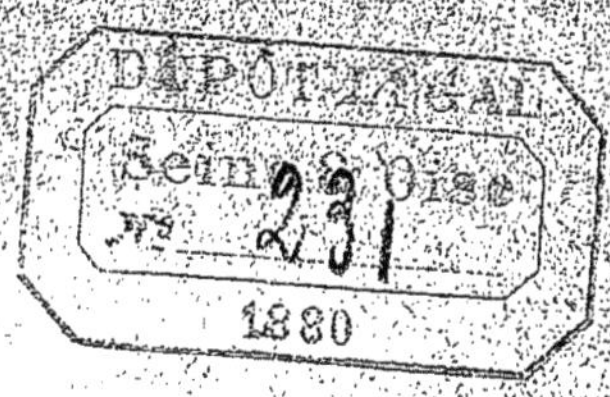

ÉTUDE

SUR LES

TUMEURS FIBRO-KYSTIQUES

ET LES

KYSTES DE L'UTÉRUS

PAR

Le Dr Ed. LEBEC

ANCIEN INTERNE EN MÉDECINE ET EN CHIRURGIE DES HOPITAUX DE PARIS
ANCIEN INTERNE DES HOPITAUX DE NANTES
ANCIEN PROSECTEUR ET LAURÉAT DE L'ÉCOLE DE MÉDECINE DE NANTES
MÉDAILLE DE BRONZE DES HOPITAUX DE PARIS

Avec deux planches en lithographie.

PARIS
V. A. DELAHAYE ET Cie, LIBRAIRES-ÉDITEURS
PLACE DE L'ÉCOLE-DE-MÉDECINE

1880

ÉTUDE

SUR

LES TUMEURS FIBRO-KYSTIQUES

ET LES KYSTES DE L'UTÉRUS

INTRODUCTION

Le hasard nous a mis, cette année, en présence d'un cas rare de tumeur fibro-kystique de l'utérus. La malade fut traitée sous nos yeux. Le kyste venait jusque dans l'épaisseur de la lèvre postérieure du col, il fut ponctionné et guéri par le drainage. On verra cette observation rapportée en détail, à la fin de ce travail.

La pensée nous vint alors de faire quelques recherches sur ce sujet. La littérature médicale est fort peu riche en travaux sur cette matière, et nous n'avons guère rencontré que des observations, souvent peu complètes, rarement accompagnées d'une discussion.

La première observation publiée est celle de Lizars qui en 1824, croyant faire une ovariotomie, tomba sur une tumeur kystique de l'utérus, referma le ventre, sans oser terminer son opération.

Longtemps après, Cruveilhier fit une description des tumeurs fibro-kystiques dans son traité d'anatomie pathologique. En 1863, Routh fit des leçons sur le même sujet, et émit quelques idées sur leur formation.

Billroth, Virchow les ont surtout étudiées au point de vue de leur structure et de leur genèse.

Virchow leur donna le nom de tumeurs myo-cystiques. Il poursuivit plus loin leur division, et en distingua les myomes hémato-cystiques, ce que nous pensons être à tort, car la présence du sang, qui vient de la rupture des vaisseaux des parois, n'est pas une cause suffisante pour faire une division spéciale.

Il distingua également les myo-sarcomes, et voici sur quoi il base cette dernière classe. « Ils viennent, dit-il, d'une transformation de certaines parties. Il se fait une prolifération de la substance intercellulaire. Les cellules augmentent par scission, elles se développent de plus en plus ; d'abord petites, puis grosses et à noyaux volumineux. Dans ces points, le tissu musculaire disparaît complètement, quelquefois il persiste et devient de plus en plus abondant à mesure que les espaces s'élargissent.........
« Extérieurement, il n'y a pas de limite entre les tumeurs fibro-cystiques et les myomes intra-pariétaux. La différence consiste en ce que les myomes kystiques se ramollissent dans une grande étendue, avant qu'une rupture arrive, et qu'en général le ramollissement s'empare d'une

région périphérique, comme étant une des plus exposées. »

M. Malassez fait à propos des sarcomes kystiques une remarque fort juste. Cette dénomination n'est pas toujours exacte, le stroma de la tumeur étant constitué par du tissu fibreux et musculaire. Le nom de fibrome ou de myome kystique semble meilleur, car ce n'est pas le tissu fibreux ou musculaire, mais bien l'existence de kystes, qui donne le caractère kystique.

En 1873, MM. Péan et Urdy firent paraître un ouvrage sur la gastrotomie, où ils parlent en même temps des tumeurs fibro-kystiques. Ils adoptent la même division que Cruveilhier, et s'occupent surtout de l'opération.

L'ouvrage de Spencer Wells contient deux observations longuement décrites, et surtout des pages remarquables sur le diagnostic de la maladie.

Pour tout le reste, nous n'avons trouvé que des observations éparses, en nombre fort restreint.

En terminant, nous tenons à remercier MM. Knowsley-Thornton, Granville Bantock, Alban Doran, chirurgiens de l'hôpital Samaritain de Londres, qui nous ont donné d'utiles conseils sur le traitement du pédicule, et des suites de l'opération. M. Péan nous a obligeamment permis de reproduire les observations qu'il a publiées dans son traité de la gastrotomie et ses leçons cliniques. Elles ont été mises à notre disposition avec une grande complaisance par M. le D. Barrault.

Nous remercions particulièrement M. André, qui nous a

permis d'user de sa riche collection de pièces pathologiques, et nous a puissamment aidé dans l'étude histologique de la question.

A la fin de ce travail, nous avons placé deux planches, l'une représentant les préparations histologiques tendant à expliquer la formation des kystes. La seconde montre en bas les déformations que l'utérus subit par la présence de la tumeur; en haut un pédicule lié et rentré dans l'abdomen. Il montre la manière dont se font les adhérences définitives. L'autopsie a été faite six jours après l'ovariotomie.

ANATOMIE PATHOLOGIQUE.

Les auteurs qui ont plus spécialement porté leur étude sur la question ont divisé les tumeurs qui nous occupent en trois catégories :

1° Les tumeurs fibro-kystiques ;

2° Les corps fibreux à géodes ;

3° Les kystes de l'utérus. Ces derniers peuvent être :

1° Sous péritonéaux ;

2° Intra-pariétaux.

Mais nous ferons observer que la division entre les deux premières classes n'est pas nettement tranchée au point de vue de l'anatomie pathologique. En effet, au microscope, on peut constater que les kystes volumineux qui sont observés dans les myomes, se forment par le même mécanisme que les géodes, dont ils sont, pour ainsi dire, un degré de développement plus parfait.

Nous reposant sur cette donnée fournie par l'étude même des pièces, nous les diviserons en deux groupes bien tranchés :

1° Tumeurs myo-kystiques et à géodes ;

2° Tumeurs kystiques, ou utéro-kystiques.

Nous verrons de plus, chemin faisant, que l'étude des symptômes cliniques nous permettra de reconnaître quelques différences entre ces deux variétés.

Tumeurs myo-kystiques ou *fibro-kystiques* et *myomes à géodes*. — On donne ce nom aux tumeurs qui sont formées par un myome dans lequel se sont développées une ou plusieurs grandes cavités formant des kystes. C'est donc une tumeur de nature complexe puisque, d'un côté, nous trouvons un myome de l'utérus avec tous ses caractères ordinaires, et que de l'autre il existe une poche contenant un liquide à caractères spéciaux, souvent sanguinolent et plus ou moins visqueux.

Le *volume* de ces tumeurs, en comptant les parties solides et les parties liquides, est quelquefois énorme. Knowsley Thornton en a récemment extirpé avec succès une dont le poids total était de 62 livres anglaises. Du reste, sans vouloir donner d'autres chiffres, on peut comprendre que leur poids doit varier. Mais on remarque une chose, c'est que les parties liquides l'emportent toujours et de beaucoup sur les parties solides.

En général ces tumeurs ont une *forme* fort irrégulière, beaucoup plus que les tumeurs kystiques du ligament large. Cela résulte de leur constitution même et des déformations qu'elles déterminent dans la forme de l'utérus auquel elles tiennent, par un pédicule souvent fort large.

La *situation* et le point de départ ne paraissent pas offrir de grandes variations, du moins dans les cas qui sont actuellement publiés dans les journaux scientifiques. Presque toujours la tumeur partait du fond de l'utérus, ou de la paroi postérieure, et à un niveau fort élevé. Dans quelques cas rares, il existait une réunion de petits kystes tout autour de la partie la plus inférieure du corps. On comprend facilement que la situation de la tumeur soit une chose importante à noter, car les chances de succès varient singulièrement en raison de la largeur du pédicule.

Dans un cas ce dernier se formant sur l'une des faces de utérus, et dans l'autre comprenant tout ou partie du tissu utérin lui-même.

La *teinte* des kystes dans les myomes kystiques n'offre rien d'absolument caractéristique. Elle n'est pas toujours rouge, comme dans les kystes de l'utérus. On peut dire qu'elle est le plus souvent grise, plus ou moins rosée selon l'épaisseur des parois et la quantité de vaisseaux qu'elles contiennent dans leur épaisseur. En somme elle est assez différente de la teinte blanchâtre ou simplement transparente que les kystes de l'ovaire offrent en général.

Le *nombre des kystes* est fort sujet à varier. Souvent on trouve une ou deux poches plus volumineuses que toutes les autres, et qui dominent toute la tumeur. Très souvent il n'y a qu'une seule poche énorme, qui se présente au moment où le chirurgien fait l'incision de la paroi, de telle sorte que, dans le plus grand nombre des opérations, le véritable point de départ n'a pu être reconnu qu'au moment où l'on cherchait à former le pédicule. Il est cependant des cas où l'on a rencontré deux ou plusieurs kystes d'un volume notable et à contenus un peu différents, mais ces cas sont véritablement les moins nombreux.

Les particularités de *structure* de ces tumeurs sont assurément les parties les plus intéressantes à étudier.

Nous avons dit qu'au point de vue de l'étude anatomopathologique, on pouvait réunir les tumeurs myo-kystiques et les tumeurs à géodes. En effet cette dernière espèce de tumeurs semble être en quelque sorte le premier degré possible de la maladie. Dans l'une les kystes sont petits, multiples et prennent la forme de simples cavités creusées dans le tissu du myome ; dans l'autre les cavités sont agrandies et des kystes énormes se forment. De plus dans les tumeurs à géodes, dont les exemples sont d'ailleurs fort rares, de même que dans certains myomes-kystiques on trouve le tissu de la tumeur infiltré d'une sérosité spéciale, qui peut s'accumuler dans les espaces dilatés.

Corps fibreux à géodes. — En 1863 Routh fit une leçon clinique pour expliquer que les tumeurs à géodes sont différentes des tumeurs fibro-kystiques, qu'il nomme *pseudo-kystes;* sans montrer d'ailleurs qu'il base sa différence sur des études anatomiques ou histologiques. Cruveilhier le premier donna cette appellation « corps à géodes », en se fondant uniquement sur l'examen à l'œil nu. « J'ai cru, dit-il, devoir emprunter à la minéralogie cette expression qui donne une idée parfaite de ces cavités sans parois propres, presque toujours anfractueuses, que présentent certains corps fibreux. Ces géodes offrent des différences remarquables suivant qu'elles contiennent du liquide ou sont vides. Sans liquide, elles sont aplaties et ont l'aspect de simples fentes dans le tissu plein. Pleines elles forment une série de petits kystes en général disséminés. » Or si l'on comprend qu'un ou que plusieurs de ces kystes se dilatent aux dépens du tissu dans lequel ils sont formés, on comprendra facilement comment la transition peut se faire d'une manière insensible entre les deux variétés de tumeurs.

La face interne de ces dilatations n'est pas le tissu du myome simple, elle est revêtue, selon MM. Ranvier et Malassez, d'une couche d'épithélium, qui se détache avec une grande facilité et que l'on ne peut étudier que sur des pièces fraîches. Au bout de quelques heures cet épithélium se détache, et il devient souvent impossible de le mettre en évidence. La présence de cet épithélium légitime encore le rapprochement que nous avons fait, car on trouve également un revêtement épithélial de même nature, à la face interne des grands kystes des tumeurs myo-kystiques.

Ces corps contenant des géodes sont sujets à des transformations. Ils peuvent s'œdématier dans toute leur étendue, présentent alors une infiltration d'un liquide gélatineux, peu fluide à la coupe fraîche. Mais de plus ils peuvent se désagréger. On a dit que la présence constante d'un liquide qui baignait les parois des cavités, ou encore que la partie centrale du myome, recevant difficilement le sang, étaient la cause ce ce ramollissement. Quoi qu'il en soit de la cause, il se forme une certaine cavité plus ou moins vaste, par la résorption continue des parois des géodes, et il arrive un moment où l'on se trouve en présence d'un kyste véritable, reposant sur un myome. Or comme dans ce myome il existe déjà d'autres petites géodes, on a un véritable exemple de la transition que nous indiquons.

On verra, dans quelques observations relatées à la fin de ce travail, que, dans des cas regardés comme tumeurs fibro-kystiques, le kyste reposait sur une base infiltrée, molle, et contenant de petites dilatations.

Tumeurs fibro-kystiques. Cette variété de tumeurs est la plus fréquente et incontestablement la plus intéressante à connaître.

Les kystes reposent toujours sur une base formée par un myome préexistant, et de plus le tissu du myome contenant une plus ou moins grande quantité d'éléments fibreux envoie quelquefois des prolongements à la base des parois du kyste. Ces parois sont très minces, en général assez transparentes, pour permettre de distinguer la nature du liquide qui remplit le kyste. Elles sont en même temps très friables, plus que ne l'est la majorité des kystes ovariques. On verra dans une observation de Knowsley Thornton que les parois du kyste qu'il opéra étaient si minces et si friables, qu'il fut forcé de les déchirer et de les retirer par fragments. Presque toujours on trouve sur les kystes des veines volumineuses, qui rendent l'hémostase difficile en raison de la largeur du pédicule.

Nous avons dit chemin faisant que les kystes sont quelquefois multiloculaires ; en cela, il n'y a rien de nouveau à dire. Mais ce qu'ils présentent de plus curieux, c'est une disposition particulière des parois, qui envoient dans l'intérieur des kystes des cloisons en général incomplètes. Il en résulte que, vus par l'intérieur, certains kystes ont un ensemble aréolaire, dont l'aspect peut être comparé à la face interne du cœur. Atlée a pensé que ces restes de cloison sont les vestiges de séparations complètes, comme celles qui séparent les cavités des corps à géodes.

Le *contenu* des kystes est fort différent de celui des tumeurs enkystées de l'ovaire, mais il faut reconnaître qu'il est sujet à variations. Dans les cas les plus rares, on a trouvé un liquide comme du sérum jaune opalin. Mais, dans la grande majorité, le liquide était un sérum sanguinolent, quelquefois fort épais, et coulant difficilement. On a même vu du sang presque pur, rarement à la vérité. Certains auteurs ont dit en avoir rencontré qui contenaient de la cholestérine. Enfin Routh dit qu'on a trouvé dans le liquide des éléments fibro-plastiques, et même des éléments musculaires lisses. Pour cette dernière assertion, nous pensons qu'on doit l'accepter avec les plus grandes réserves. Malheureusement l'histochimie n'a encore rien découvert dans ce liquide qui lui donne une spécificité absolue, et qui puisse permettre, par une simple ponction exploratrice, de reconnaître la nature du kyste qui le fournit.

Quoi qu'il en soit, ce qui frappe le plus dans le liquide de ces tumeurs, c'est la présence presque constante du sang. Il semble qu'il y ait dans les vaisseaux une faiblesse telle, comme dans les parois du reste, que le sang en sorte avec la plus grande facilité.

Le *pédicule* de ces tumeurs est souvent fort large. Ce qui se comprend facilement, puisqu'elles partent d'un utérus hypertrophié, et du fond ou d'une large portion de la face postérieure de cet organe. Il n'est pas rare de trouver dans l'épaisseur de ce pédicule de petites dilatations du tissu de la tumeur. Dilatations remplies par un liquide séreux, infiltré ; qui peuvent se rapprocher de celles que l'on trouve dans les myomes infiltrés, et de celles des tumeurs à géodes au début. Enfin signalons par-dessus tout la présence de vaisseaux veineux volumineux, qui ont déterminé certains opérateurs à employer un clamp à demeure, comme donnant une hémostase beaucoup plus certaine que la ligature suivie de la rentrée du pédicule dans l'abdomen. C'est là du reste une question sur laquelle nous aurons à revenir à propos du traitement de ces tumeurs en général.

Comme toutes les tumeurs de l'appareil génital ces tumeurs ont de grandes tendances à contracter des *adhérences* avec les organes veineux et les parois abdominales. Quand elles sont volumineuses, il est de règle de trouver des adhérences à l'épiploon. En effet, en parcourant les observations publiées, presque toujours on trouve ces adhérences signalées et en première ligne. Elles tombent en effet sous les yeux, et pour ainsi dire dans la main dès que l'incision de la paroi est faite et que le kyste est vidé. Il est donc juste que nous les signalions les premières. Mais ces adhérences, en général faciles à vaincre, ne sont pas les plus importantes. Celles que l'on trouve avec les organes du bassin, la vessie, qui a été vue une fois, ou même les parois du pelvis lui-même, ont pu nécessiter un morcellement, ou plutôt une dilacération de la tumeur et des kystes, qui prolonge singulièrement l'opération. En outre il faut dans ces cas compter avec l'écoulement du contenu des kystes, dans l'intérieur de la cavité péritonéale, ce qui met la séreuse dans des conditions de salubrité de moins en moins grandes.

Nous n'insisterons pas sur les adhérences avec les parois abdominales, qui n'ont rien de spécial aux tumeurs que nous étudions, ni celles avec les intestins, qui pour les tumeurs fibro-kystiques paraissent ne jamais avoir embarrassé les opérateurs.

Quelle est la structure, ou plutôt la nature vraie de ces tumeurs ? Quelle en est la pathogénie ? Ce sont là des questions encore mal élucidées, et, sans vouloir nous prononcer d'une manière absolue, nous rapporterons fidèlement ce que les auteurs ont pu écrire, en donnant toutefois notre pensée sur la manière dont nous comprenons ces tumeurs.

La *paroi* des kystes est en général fort mince, tellement qu'elle laisse voir par transparence le contenu rougeâtre qu'elle renferme. Cependant, on a distingué plusieurs couches.

Extérieurement est un revêtement séreux, dépendance manifeste du péritoine plus ou moins altéré, surtout quand il y a eu des péritonites, qui lui ont fait perdre son poli et son pouvoir de glissement, mais, dans tous les cas cités, on ne voit pas que les observateurs aient eu quelque difficulté à reconnaître qu'il passait d'une manière uniforme et non interrompue de la tumeur sur les parties voisines. Au-dessous est une couche de nature plus complexe.

Dans les parties distendues, et quand la paroi est très mince, on trouve des éléments de tissu fibreux, et les fibres musculaires ne s'y montrent pas partout, ainsi que nous avons pu le constater sur des pièces fraîches examinées par M. André. Mais il en est autrement quand la paroi est un peu épaisse, alors il est facile d'y retrouver les éléments musculaires lisses.

Ces derniers éléments, mêlés aux éléments du tissu fibreux, sont faciles à retrouver dans la partie des parois qui se rapproche de leur point d'insertion sur le myome. A l'intérieur ces kystes sont revêtus d'une membrane épithéliale, à cellules aplaties, et, comme nous allons le voir, susceptibles de pousser des végétations dans l'intérieur de la tumeur.

On peut voir à la fin de ce travail une planche d'un dessin pris sur une pièce préparée par M. André.

Elle représente une végétation dendritique au début, dans une tumeur à kyste. Sur la partie fibreuse de la paroi se trouvent des productions en forme de doigt de gant, placées les unes à côté des autres, et sur un espace fort restreint. Elles ont une forme sensiblement la même et se terminent en pointe : elles sont toutes constituées par un amas de cellules arrondies, volumineuses, qui tranchent nettement par leur volume et leur élection au picro-carminate d'ammoniaque, sur le tissu qui les supporte. A une période plus tardive, et alors que les végétations forment des productions faciles à voir à l'œil nu, leur composition histologique change.

On trouve ces végétations tout entières composées par du tissu fibreux fasciculé dont les faisceaux ont tous une direction uniforme. Ils se dirigent tous de la partie périphérique de la paroi vers la cavité kystique. Il semble que l'on puisse expliquer ainsi leur formation. Du tissu fibreux se forme à la base des végétations, puis, comme il ne peut pénétrer dans l'épaisseur de la paroi résistante, il repousse la mince paroi épithéliale dans la cavité, où il trouve un champ libre pour son développement. A la base des végétations, on voit d'énormes vaisseaux dilatés, des capillaires à parois minces, contenant des globules rouges.

L'épithélium qui recouvre ces végétations est généralement à une couche, reposent sur une membrane limitante mal accentuée. Les éléments qui le composent sont tous cylindro-coniques, la base du cône regarde vers l'extérieur et la pointe l'intérieur du kyste.

La pointe est transparente, très fine, le noyau volumineux, surtout dans les jeunes cellules ; il est ovalaire, granuleux, et remplit complètement la cellule dans certains points.

Il faut noter qu'en dessous de l'épithélium, les éléments de la trame sont plus tassés, plus serrés qu'ailleurs. On peut diviser cette même couche sous-épithéliale en deux parties : l'une située immédiatement sous l'épithélium ou la membrane qui le supporte et composée de noyaux jeunes très avides de carmin ; l'autre qui est formée d'éléments plus espacés, fusiformes, ou étoilés, et donnant suite à du tissu conjonctif.

Ce qu'il nous reste de plus difficile, après avoir donné cette description des kystes et de leurs particularités, d'après les rares auteurs qui ont écrit sur la question, et d'après nos propres observations, c'est de tenter une explication plausible de leur mode de formation.

En 1863 *Virchow*, dans son traité des tumeurs, fit une étude de myomes utérins et de leurs transformations et regarda les tumeurs fibro-kystiques, comme des myomes dans lesquels il se forme non pas des kystes vrais, mais des anfractuosités ou des cavernes. Voici comment il explique leur formation. Les cavernes se produisent par le ramollissement du tissu du myome, sans qu'on puisse dire si elles s'accompagnent de congestions ou d'hypérémie du tissu lui-même. Le liquide est d'abord incolore, puis, quand le kyste grandit, les vaisseaux des parois se rompent et le liquide contient une grande quantité de sang.

Klobs en donne une explication qui nous semble n'être pas tout à fait dans le vrai. Il résulterait d'une propension à l'hydropisie que le tissu conjonctif se ramollit, devient colloïde.

L'altération commence par le centre et le tout se liquéfie en fluide sero-muqueux. Des hémorrhagies peuvent se faire dans la substance de la tumeur.

Billroth a une autre opinion. Il se fait un ramollissement du tissu infiltré par des cellules jeunes. Sitôt que la nouvelle formation est constituée, il apparaît une poche limitée. La sécrétion de la paroi interne commence dans quelques cavités, de telle sorte que le ramollissement en kyste devient un kyste sécrétant et exsudant en même temps ; ce qui explique son accroissement.

Or tout tissu riche en cellules jeunes, comme l'est le tissu du fibro-myome en voie de transformation, peut se changer par modification de protoplasma ; ou, comme d'autres disent, par la séparation de la substance muqueuse à travers les cellules, sans qu'il apparaisse une glande muqueuse.

Plus loin, *Billroth* ajoute ces mots importants : Les kystes à parois minces et à contenu séreux plus ou moins sanguinolent, sont peut-être *des espaces lymphatiques énormément dilatés*.

Nous tenons à faire remarquer ces lignes, car, selon nous, elles mettent un lien entre les corps dit à géodes des anciens auteurs, et les tumeurs fibro-kystiques. Peut-être les unes sont-elles, comme nous le supposons, le résultat de la transformation des autres.

Sawyors écrivit que, dans les tumeurs fibreuses utérines, il n'existe pas de vrais kystes, et plus loin il ajoute que, dans un cas de Wilson, on put constater la présence de véritables kystes, c'est-à-dire de cavités limitées par une membrane épithéliale sécrétante.

Routh en 1863 dans une leçon clinique prétendit que la plupart des autres cavités sont de faux kystes, enveloppés d'une masse fibreuse, renfermant des débris fibro-plastiques, des éléments musculaires qui constituaient la tumeur première. Il ajoute que dans le liquide on peut trouver des débris fibro-plastiques et musculaires.

Bryant Thomas publia une observation de tumeur renfermant des espaces kystiques irréguliers dans le tissu même. On trouvait histologiquement la prépondérance du tissu fibreux. Il attribue la formation des kystes à la dégénérescence graisseuse du tissu fibreux œdématié, dans lequel se forment des accumulations de liquide qui restent béantes.

Or rien ne prouve que ce ne sont pas là des cavités pouvant, comme le dit Billroth, se rattacher à des espaces lymphatiques, comme pour les corps fibreux à géode.

Paget et *Hewitt*, qui le copie, donnent une explication de l'accumulation du liquide, mais nullement de l'origine première de la cavité. Ils disent que la cavité est due à un ramollissement local, à une liquéfaction d'une partie de la tumeur, avec effusion de liquide dans la partie affectée, ou une accumulation de fluide dans les espaces entre les lames du tissu musculaire. Ainsi, disent-ils, s'explique la formation de ces cavités grossièrement limitées qu'on trouve dans ces tumeurs.

Péan fait à propos de la théorie du simple ramollissement une remarque fort judicieuse. Si les kystes étaient le résultat du ramollissement du corps fibreux, on ne devrait les rencontrer que dans une période avancée, alors que le néoplasme tendrait à la désorganisation. Or, il est certain que la fluctuation a été reconnue dès l'apparition de la tumeur au-dessus du pubis. Donc dès ce moment elle était composée d'une ou de plusieurs loges kystiques.

Kœberlé a donné une explication de la formation des kystes en les rattachant au système lymphatique, dont les espaces primitifs seraient ectasiés. Mais il admet pour cela que la tumeur exerce une pression sur les vaisseaux, qui les engorge en empêchant la circulation en retour de la lymphe.

S'il nous faut choisir entre toutes ces théories, nous dirons que nous penchons vers les idées émises par Billroth, pour expliquer le mode de départ de ces kystes.

Au début, il se forme un espace vide, que l'on doit vraisemblablement rattacher au système lymphatique. Cet espace est aplati, limité de toutes parts par du tissu musculaire lisse, et revêtu d'un endothélium mince et très fragile.

Au bout d'un certain temps, il se forme tout autour une zone de tissu irrté, et dans laquelle se montrent des myomes qui seront suivis de la formation de tissu conjonctif vrai, lequel empiètera sur le tissu musculaire primitif, et l'étouffera plus tard.

Ces stades correspondent au premier stade de Billroth, qui admet une cavité se formant de toutes pièces dans un tissu de cellules jeunes.

Dans la cavité s'accumule du liquide, peut-être la compression dont parle Kœberlé y est-elle pour quelque chose, nous ne sommes pas en mesure de l'affirmer. Quoi qu'il en soit, nous avons des cavités à membrane épithéliale, résistante, et dont la constitution se rapproche étrangement de ce qu'on décrivait jadis sous le nom de corps à géodes.

A mesure que le liquide s'accumule, la cavité grandit, en refoulant le tissu musculaire tout autour d'elle, ainsi que la paroi dans laquelle nous avons signalé la formation de tissu fibreux.

Dans quelques-uns de ces kystes, on a trouvé des végétations accidentelles formées de travées de tissu conjonctif, dues à des zones de transformation sous l'épithélium de revêtement de la paroi du kyste.

C'est ainsi qu'en attribuant ces formations kystiques à des dilatations de cavités primitivement microscopiques, et devant probablement se rattacher au système lymphatique, nous sommes conduits à envisager les choses sous un point de vue général. C'est cela même qui nous permet de faire un rapprochement naturel entre les anciennes tumeurs à géodes et les tumeurs fibro-kystiques ou myo-kystiques.

KYSTES DE L'UTÉRUS.

Les tumeurs que nous désignons sous le nom de kystes de l'utérus sont celles dans lesquelles l'élément kystique existe seul, sans point de départ dans une tumeur fibreuse comme celles que nous venons d'étudier. Ils partent de l'utérus lui-même, dans l'épaisseur de ses parois plus ou moins altérées et graisseuses.

MM. Péan et Urdy font une distinction. Certains kystes sont formés par une poche ou une accumulation de sérosité sous le péritoine, les autres dans l'épaisseur du tissu utérin lui-même.

Nous devons donc étudier successivement :

1° Kystes sous-péritonéaux ;

2° Kystes de l'utérus proprement dits.

Kystes sous-péritonéaux de l'utérus. — Ils ont pour siège toutes les parties de l'utérus, et même peuvent s'étendre jusque dans les ligaments larges, entourent quelquefois complètement le col de la matrice, comme dans l'observation de Nünn. Dans ce cas on crut à une tumeur de l'ovaire. On fit l'extirpation, mais incomplètement. On referma la plaie et la malade mourut au bout de trois semaines. On trouva les deux ovaires sains et une masse kystique multicolore à parois plus ou moins résistantes, formant un entourage presque complet à l'utérus. Ce kyste fut donc considéré comme une tumeur développée dans le tissu cellulaire sous-péritonéal.

Il est très rare que l'on se trouve en face d'un kyste unique ; presque toujours ils sont multiples, et de volume fort inégal. Quand ils sont très petits, et même quand ils sont plusieurs, ils peuvent passer complètement inaperçus, ne causant par eux-mêmes aucune gêne fonctionnelle.

On a vu de ces kystes exister en même temps que des myomes, de telle sorte qu'au premier abord, on pourrait croire avoir affaire à une tumeur fibro-kystique, ce qui est bien différent.

Ils ont pour point de départ, comme pour siège, du reste, le tissu cellulaire sous-péritonéal de l'utérus. Ceci est une proposition qui semble toutefois difficile à comprendre, pour la partie du fond de l'utérus où le péritoine est si adhérent. Mais il faut tenir compte de l'état pathologique qui détruit les adhérences les plus solides, et sur l'extensibilité du péritoine, si fortement mis en jeu dans les énormes tumeurs de l'abdomen.

Une chose qui vient bien le prouver, c'est l'observation

d'Atlée. On trouva une masse formée par l'utérus hypertrophié ; son revêtement péritonéal était soulevé en différents points de sa surface et formait des kystes remplis d'un liquide jaunâtre. L'un d'eux était au fond de l'utérus, un second à gauche, et deux plus petits à la partie inférieure.

Les parois sont donc d'un côté le tissu utérin, de l'autre le péritoine plus ou moins altéré dans sa structure. Nous avons dit qu'ils peuvent coïncider avec une tumeur fibreuse, et le cas de Tanner en fait foi.

La partie inférieure de l'abdomen était remplie par un kyste ovalaire formé par le *soulèvement* du péritoine du fond de l'utérus. Ce kyste contenait une pinte et demie. Il y avait en plus un myome faisant saillie dans la cavité utérine.

Le liquide contenu dans ces kystes est habituellement séreux, plus ou moins jaunâtre; rarement on y a trouvé du sang pur, c'est plutôt de la sérosité sanguinolente.

Les kystes sous-péritonéaux adhèrent à l'utérus par une large base, ce qui se comprend facilement, puisqu'une partie de la paroi utérine forme une des parois du kyste par le soulèvement du péritoine.

Leur volume est rarement énorme. Ils ne deviennent gros que par l'addition de plusieurs poches séparées et accolées. Ils ont été vus contractant des adhérences avec les tissus voisins, intestin, vessie; et Rotureau a cité un cas curieux dans lequel un kyste se vidait dans l'intestin grêle.

Disons, en terminant, qu'Atlée a cité un cas extraordinaire dans lequel le kyste diminua pendant quelque temps sous les yeux de l'observateur, sans pour cela avoir présenté de communication avec aucun organe.

Kystes de l'utérus vrais. — On donne ce nom à ceux qui prennent naissance et se développent dans l'épaisseur des parois utérines. Comme siège et comme point de départ, ils diffèrent donc complètement de ceux que nous avons étudiés précédemment, et tendent plutôt à se rapprocher des géodes que nous avons vues dans les myomes.

Ils peuvent se montrer dans toutes les parties de la matrice, mais principalement dans le fond.

Quand le kyste est situé au voisinage du péritoine, il peut faire saillie, et être recouvert par la séreuse sous laquelle est une mince couche de fibres musculaires.

Ces tumeurs sont très rares, et fort mal connues en clinique, comme du reste toutes celles que nous étudions dans ce travail. C'est seulement au moment de l'opération que le chirurgien s'aperçoit qu'il est en présence d'une tumeur de ce genre.

Ces kystes ont sur le vivant une teinte rougeâtre, quelquefois très foncée, et dans certains points comme marbrée de taches d'un bleu foncé, a dit Demarquay. Ces particularités de teinte sont dues au développement des vaisseaux qui se rendent à la tumeur, et à la nature du liquide qu'elle contient.

Souvent le kyste a une forme ovalaire. A sa face interne on voit des sillons, comme des tractus fibreux, blanchâtres ou teintés par du sang.

Le contenu est un liquide filant, jaunâtre, quelquefois du sang presque pur. On voit ainsi qu'il ne diffère pas du contenu des kystes des autres tumeurs utérines.

Le nombre des kystes est variable. Il y en a presque toujours un qui domine les autres; et ces derniers ont l'air de petites loges creusées dans l'épaisseur de la paroi utérine, ou même dans celle du grand kyste lui-même. L'hypertrophie qui porte sur l'utérus lui permet de contenir des kystes, même dans l'épaisseur de ses parois, ce qui donne parfois un aspect véritablement réticulé à cette paroi. C'est ce que nous trouvons dans la description de la tumeur donnée par Demarquay.

« Dans les petits kystes, dit Demarquay, la paroi n'existe pas à proprement parler. Le sang semble comme épanché dans les mailles du tissu utérin. Les deux côtés de la cavité sont comme réticulés, et s'envoient des prolongements. Les parois sont inégales et tapissées de dépôts de fibrine.

« Le tissu utérin, interposé à ces kystes, a pris un énorme développement, sa surface de section a 10 centimètres dans un sens et 16 dans l'autre.

« L'examen histologique a été fait par M. Bouchard; voici la note qu'il en donne.

« Le kyste est constitué par un tissu riche en fibres musculaires de la vie organique, séparées par une grande abondance d'éléments de tissu conjonctif, soit fibres lamineuses, soit noyaux embryo-plastiques. Les fibres musculaires sont plus volumineuses en général que les fibres de l'utérus à l'état normal. Quelques-unes sont gonflées, granuleuses et très analogues à celles de l'utérus pendant la grossesse. L'enveloppe péritonéale ne paraît pas altérée. A la face interne, on ne trouve pas que le tissu de la paroi se modifie, et les éléments musculaires arrivent jusqu'au contact du liquide contenu dans le kyste. Cependant, en ce point, les éléments ont subi une sorte de dégénérescence granuleuse qui donne à leur ensemble un aspect gélatineux, plus ou moins analogue à celui que présenterait de la fibrine. Le contenu du kyste est séreux. On y trouve une assez grande quantité de globules rouges du sang extravasés, qui ont conservé tous leurs caractères normaux. Quelques globules blancs très rares, également normaux, et, de plus, de grandes cellules granuleuses sphériques, quelquefois irrégulières, et un peu aplaties, à parois vésiculeuses très minces, renferment un noyau dans leur intérieur, et rendues presque opaques par une grande quantité de granulations graisseuses.

« En certains points le tissu de la paroi du kyste était constitué par une masse jaunâtre, ressemblant plus ou moins à un caillot sanguin en régression.

« L'examen histologique de ces parties montra qu'elles étaient formées par le tissu utérin dont les éléments étaient fortement infiltrés de granulations graisseuses, et où ces mêmes granulations existaient en très grande abondance dans les interstices des éléments. »

Quelle est la nature de ces kystes et quel est leur mode de formation? Le kyste est-il formé par un espace lymphatique extrêmement dilaté, comme cela semble probable pour les tumeurs fibro-kystiques? Il est difficile de l'affirmer. En effet, on ne trouve rien dans l'analyse du liquide, ni rien dans l'examen de la paroi interne du kyste qui autorise à admettre cette supposition.

Sur ces points, nous ne pouvons donc que formuler des hypothèses, car à notre connaissance personne n'a fait l'examen histologique de ces tumeurs à leur début. Nous pouvons dire que par analogie, nous pensons que ces kystes doivent se former dans des espaces lymphatiques extrêmement dilatés, comme cela se fait pour les tumeurs fibro-kystiques. De plus nous ferons remarquer que les liquides examinés, dans ces différentes tumeurs, ont sensiblement la même composition, et cette composition n'est pas très éloignée de celle du liquide de la lymphe.

En terminant, disons que nous faisons une différence radicale entre les tumeurs que nous venons de décrire et les petits kystes interstitiels que l'on a signalés dans la paroi utérine. Ceux-ci ont pour point de départ une glande en tube de la muqueuse utérine, dont le goulot s'est oblitéré. Plus tard, on trouve dans ces poches un épithélium plus ou moins profondément altéré et dont l'étude ne rentre pas dans le cadre de notre travail. Nous ne faisons que signaler ces kystes pour qu'il n'y ait pas de confusion possible.

MODIFICATIONS SUBIES PAR L'UTÉRUS ET LES AUTRES ORGANES.

L'utérus, qui est le point de départ de toutes les variétés de tumeurs que nous venons d'examiner, subit un retentissement qui modifie souvent sa forme d'une manière profonde. Il est de règle que l'utérus soit manifestement hypertrophié dans tous les sens, mais surtout en longueur. Dans certains cas il a atteint le volume d'un utérus à terme; plus rarement, il conserve son volume normal. Il n'est pas commun de le trouver tout entier pris dans la masse malade, et de telle sorte que sa cavité devienne difficile à trouver. Dans une observation de Storer, la cavité était élargie, au point d'atteindre 18 centimètres.

Le col est également altéré. Dans le cas de Cruveilhier, il était prodigieusement allongé, il avait la forme d'un urèthre d'homme fendu et offrant une résistance comparable à du parchemin. En même temps il peut être dévié d'un côté ou de l'autre selon la direction qui est imprimée par la situation de la tumeur.

La situation de l'utérus lui-même est fort sujette à varier selon celle de la tumeur elle-même. On a remarqué que si la tumeur part de la face postérieure, il est plutôt en rétroversion, parce que cette dernière l'entraîne par son propre poids, au début surtout.

Souvent les trompes sont malades. Elles subissent un allongement considérable, quelquefois atteignent 15-20 centimètres; on les a trouvées enroulées autour de l'utérus et de la masse morbide. Il est des cas dans lesquels elles ont été trouvées coïncidemment envahies par des kystes.

Il en est de même des ovaires, qu'on a vus atteints de dégénérescence kystique. Dans certains cas, les ligaments larges étaient envahis par la tumeur kystique, en quelque sorte dédoublés, ce qui les rendait presque méconnaissables.

La vessie est un organe qui est facilement altéré, non pas dans sa structure seule, mais dans sa forme, en même temps. Elle est hypertrophiée, enflammée et surtout tiraillée en haut en forme de cône. C'est là une circonstance grave, car dans un cas du Dr Hermann, elle fut liée avec le pédicule de la tumeur, contre laquelle elle restait accolée. Ce ne fut qu'au moment de l'autopsie que l'on reconnut un tel malheur. Pendant la vie on avait signalé des mictions sanguinolentes que rien n'expliquait.

On trouvera à la fin de ce travail deux figures montrant les déformations de l'utérus dans le cas de Cruveilhier et dans celui de Nünn.

SYMPTOMES.

Les symptômes cliniques fournis par les tumeurs kystiques de l'utérus, quelles que soient leurs formes anatomo-pathologiques, sont à peu de chose près les mêmes. Malheureusement, nous ne sommes pas encore en mesure de donner des signes certains, qui les fassent à coup sûr distinguer des tumeurs fluctuantes de l'ovaire. Il est vraiment à désirer que, par un examen approfondi des malades, par une observation judicieuse des différentes phases de la maladie, nos connaissances se complètent sur ce sujet, pour éviter aux opérateurs une surprise désagréable, qui peut même devenir fâcheuse pour les malades. En effet, il est d'expérience que les tumeurs kystiques ou fibro-kystiques, en général très vasculaires, nécessitent la formation d'un pédicule très large, quelquefois même exigent l'ablation d'une partie considérable de l'utérus, et exposent beaucoup plus les malades aux hémorrhagies et aux autres complications de ces sortes d'opérations.

Si nous avons pu, au point de vue anatomique, montrer les différences profondes qui existent entre les tumeurs fibro-kystiques, les corps fibreux à géodes et les kystes proprement dits, de l'utérus, soit sous-péritonéaux, soit de l'utérus lui-même, nous ne sommes pas à même d'en faire autant au point de vue symptomatique.

Nous allons, en réunissant tout ce qui est dit dans les

différentes observations que nous avons lues, exposer d'abord les symptômes des tumeurs fibro-kystiques, puis ceux des tumeurs à géodes des anciens. Plus tard nous ferons le diagnostic différentiel de ces tumeurs avec celles qui leur ressemblent.

Tumeurs fibro-kystiques.

Disons, dès le commencement, que ces tumeurs ont un pédicule, large il est vrai, mais rarement assez long, à la manière des tumeurs fibreuses sous-péritonéales. C'est pour cela que, dans l'étude des phénomènes qu'elles déterminent, ne sera-t-on pas étonné de leur trouver des symptômes communs aux différentes tumeurs de l'abdomen, surtout dès les débuts. A une période avancée, l'élément kystique vient leur donner une autre figure.

Débuts. — Les premiers symptômes sont fort obscurs, et souvent la malade, comme du reste pour les tumeurs ovariques, ignore quelque temps la présence du néoplasme. Ces signes se montrent, en général, chez une femme de l'âge moyen de la vie, quelquefois même après la ménopause, lorsque la malade n'a encore rien observé du côté de la menstruation, ou seulement des irrégularités. Chez d'autres malades jeunes de trente-cinq ans, comme dans le cas de Thornton, les règles ont été parfaitement régulières.

C'est au début une gêne, une pesanteur, plutôt qu'une douleur véritable, de telle sorte que la malade est fortement incommodée quand elle vient à se coucher sur le côté de sa tumeur. Comme si cette dernière, jouissant d'une certaine mobilité, venait presser sur les organes du bassin et déterminait ces tiraillements.

Si la malade marche, elle se fatigue plus promptement, mais tout disparaît par le repos et quand la malade porte une ceinture qui soutient convenablement le bas-ventre.

En même temps, se montrent des phénomènes gastriques peu graves, des vomissements glaireux, des nausées alternant avec des moments où les aliments sont parfaitement supportés : tous symptômes qui pourraient induire en erreur et faire croire au début d'une grossesse chez une femme jeune.

Peu à peu la marche devient plus difficile, de l'essoufflement se montre vite, surtout aux époques menstruelles, si la femme est encore réglée.

Puis le ventre grossit. Si la menstruation ne se suspend pas, la femme reconnaît promptement qu'elle n'est pas enceinte et finit par trouver elle-même facilement la tumeur qu'elle porte.

Dans certains cas, on a signalé dès le début des douleurs très vives dans le bassin, qui correspondaient à des poussées de péritonites.

Presque toujours la malade commence à maigrir, dès que les symptômes gastriques s'accentuent d'une manière un peu forte.

Si l'on pratique à cette époque un examen de la malade, on trouve dans une des fosses iliaques, plutôt qu'au milieu de l'abdomen, une tumeur du volume du poing, ou même davantage. Elle est en général ferme, plus dure qu'un kyste de l'ovaire, souvent facile à déplacer çà et là. Les adhérences s'établissent en effet rarement au début, et le pédicule, court dans les tumeurs fibro-kystiques, leur permet des mouvements manifestes.

Période d'état. — Jusqu'ici les symptômes ne nous ont rien offert d'absolument nouveau et qui soit différent des signes des tumeurs abdominales au début, mais dans la période d'état ou de confirmation du mal, nous allons rencontrer certaines particularités.

La menstruation est quelquefois sans le moindre dérangement, on trouve tout au plus un écoulement leucorrhéique plus abondant. Dans le cas qu'il nous a été donné d'observer, les tumeurs fibreuses donnaient au moment des époques des écoulements hémorrhagiques inquiétants pour la malade.

Baker Brown a observé un cas curieux d'écoulement vaginal leucorrhéique qui sortait par flots abondants, surtout à l'époque des règles, et semblait se suspendre dans leur intervalle.

Les caractères spéciaux de la tumeur mettent quelquefois sur la voie du diagnostic, et dans les observations nous voyons Kœberlé, Péan, faisant un diagnostic, tout au moins très près de la vérité, tout en faisant par prudence certaines réserves.

J'ai dit plus haut que la tumeur, surtout dans les commencements, a quelquefois une très grande mobilité. Or, comme il y a souvent un certain degré d'ascite, cette mobilité est plus facile à constater.

Si la tumeur a un pédicule court ou très large, elle détermine promptement des changements du côté de l'utérus. Celui-ci se meut immédiatement avec la tumeur, et les moindres mouvements de cette dernière lui sont communiqués.

De plus la matrice peut subir de profonds changements dans sa situation. Presque toujours l'utérus offre un certain degré de rétroversion, et même cet état peut devenir une cause de gêne ou peut-être d'erreur dans le diagnostic.

Il est évident que tout ce que nous venons de dire sur la mobilité de la tumeur ne peut exister que quand elle est petite. En effet, quand elle a atteint un volume tel qu'elle remplit le ventre, elle devient complètement immobile, et, de plus, elle acquiert des adhérences un peu partout, adhérences souvent très vasculaires et qui nécessitent des précautions spéciales de la part des opérateurs.

Gaillard Thomas dit dans son ouvrage que si la tumeur a atteint un tel volume, l'utérus, au lieu d'être en rétroversion, comme nous avons dit qu'il était dans les débuts du mal, se trouve immédiatement élevé et porté en avant.

Les symptômes fournis par la palpation sont intéressants à faire connaître ; et quand ils sont nets, ils offrent quelque chose de spécial pour les tumeurs fibro-kystiques.

Un grand caractère est l'inégalité de consistance manifeste de la tumeur. Celle-ci est tantôt molle et fluctuante, tantôt très dure, fibreuse, quand la main tombe sur le myome qui sert de point de départ au kyste.

Certaines tumeurs kystiques de l'ovaire ont offert de semblables variations; mais, en général, on peut reconnaître qu'elles appartiennent à des tumeurs multiloculaires. Or, nous avons dit que les tumeurs fibro-kystiques ne présentent ordinairement qu'un kyste énorme, ou tout au moins un qui prime tous les autres.

On sent également de grandes irrégularités, des bosselures et des sillons entre elles. Atlée a signalé un cas dans lequel on sentait par la palpation une dépression profonde entre deux parties de la tumeur, qui, à l'opération, se montra formée de deux portions profondément séparées l'une de l'autre.

S'il y a de l'ascite concomitante, il est évident que, comme pour les kystes de l'ovaire, en refoulant brusquement le liquide, on peut tomber sur la tumeur et en reconnaître les principales particularités.

Bien que nous ayons tant parlé de ces irrégularités, qui sont faciles à sentir à la main, nous tenons à ajouter que la tumeur prise en gros et dans son ensemble forme en quelque sorte une masse vaguement arrondie ou ovoïde.

Enfin, ajoutons qu'il est rare que par la palpation, il soit possible de reconnaître les rapports intimes qui existent entre la tumeur et l'utérus, et aussi la présence d'une sorte de sillon entre le kyste et cet organe.

La percussion ne nous fournit rien de nouveau ni de spécial pour les tumeurs que nous étudions. Comme pour les tumeurs liquides ou solides des ovaires, on trouve de la matité qui s'étend au milieu du ventre, formant une courbe à convexité supérieure. Sur les parties latérales et en haut se trouvent réfugiées les anses intestinales plus ou moins distendues par des gaz, selon le degré de compression que subit le gros intestin. Il faut toujours penser qu'une anse intestinale peut venir se loger entre la face antérieure de la tumeur et la paroi abdominale.

A l'auscultation, on a entendu dans le plus grand nombre de cas un bruit de souffle vasculaire intense, dans un point quelconque de la tumeur. On a également remarqué, quand la tumeur est énorme et contenant des parties peu liquides, une remarquable propagation des bruits du cœur à travers la masse, bruits qui se font suivant les lois de propagation des sons dans une masse solide, et n'offrent rien de spécial, si ce n'est qu'on ne les a jamais signalés à ma connaissance dans les kystes de l'ovaire. Nous ne sommes pas en mesure de dire si l'on peut regarder ce phénomène comme spécial aux tumeurs que nous décrivons.

L'examen du liquide offre pour certains auteurs des caractères spéciaux, qui peuvent mettre sur la voie. Si l'on pratique une ponction exploratrice, on retire un liquide, presque toujours séro-sanguinolent, dans les tumeurs fibrocystiques, toujours sanglant d'une teinte chocolat dans les kystes de l'utérus vrais. Du reste, cette ponction ne donne un résultat que par places ; dans d'autres, on tombe sur des parties solides qui ne donnent rien, ou seulement quelques gouttes de sang. Enfin il faut dire que si, par la ponction, on vide le kyste, il est facile de trouver, par la palpation faite avec prudence, le volume, la forme et la situation du myome qui est placé derrière.

Les signes fournis par l'examen vaginal et rectal sont des plus importants.

Les Anglais insistent beaucoup sur l'examen de la cavité utérine, faite par le moyen d'un hystéromètre. Il faut cependant convenir que cet examen est quelquefois dangereux, surtout quand il existe des tumeurs fibreuses qui ont donné des métrorrhagies. Dans certains cas, et même on peut dire dans la majorité, on constate un allongement considérable de la cavité, qui peut aller jusqu'à 12, 15 centimètres. En même temps, elle présente un véritable élargissement dans le sens transversal, et l'on peut imprimer un mouvement de rotation à la pointe de l'hystéromètre dans l'intérieur de la cavité. Ceci est le signe de l'hypertrophie souvent énorme que la tumeur détermine dans l'utérus. Or, comme rien de semblable n'existe dans les tumeurs ovariques, cela doit donc nous faire, dès l'instant, penser à une tumeur utérine.

Insistons encore une fois sur cet examen qui évidemment peut rendre de grands services, mais qui est quelquefois dangereux et presque toujours difficile à pratiquer, en raison du déplacement subi par l'utérus.

Le toucher vaginal permet de reconnaître les variations de situation et de forme du col. Si, comme cela se voit surtout au début, le pédicule est un peu long, les mouvements imprimés à la tumeur ne se transmettent que faiblement au col. Dans le cas contraire, et cela est même regardé comme un bon signe des tumeurs utérines, les moindres mouvements donnés à la tumeur se transmettent immédiatement à l'utérus. Mais, malheureusement, nous devons avouer que nous avons vu le même phénomène se passer pour des tumeurs du ligament large d'un volume moyen, et pour des tumeurs multiloculaires de l'ovaire, qui adhéraient intimement à l'utérus.

Quoi qu'il en soit, cette mobilisation facile, la présence de myome, le changement de profondeur de l'utérus et son élevation, quand ces signes sont réunis, sont les meilleurs caractères que nous puissions donner des tumeurs fibro-kystiques.

Le col subit lui-même dans certains cas de profonds changements. Dans le cas qui nous est personnel, il était ouvert dans sa lèvre gauche et venait proéminer à l'extrémité du kyste, qui fut drainé par le vagin. On pouvait alors par le toucher sentir une tumeur fluctuante, mais seulement d'une manière obscure, tandis que les tumeurs senties par l'abdomen offraient tous les caractères d'un myome. Et en effet, on crut avoir affaire à un myome simple dont on tenta l'énucléation par le vagin.

Souvent le col est volumineux, ouvert, quelquefois raccourci par le refoulement des culs-de-sac du vagin.

Rarement transporté à droite ou à gauche, comme on le voit pour les tumeurs de l'ovaire ou du ligament large, il est le plus souvent remonté, en même temps ramolli et ouvert.

A côté de ces changements, il est des cas dans lesquels le col était absolument sain et normal à tous les points de vue.

On a vu le col entr'ouvert laissant reconnaître facilement la présence d'une tumeur fibreuse, pendant que dans le ventre on en trouvait une autre kystique.

Le toucher rectal ne donne que peu d'indications précises. Il permet de reconnaître la présence de la tumeur fibreuse ou kystique, quand elle descend dans le cul-de-sac recto-vaginal. Dans ces cas on est autorisé à penser qu'elle part de la face postérieure de l'utérus, ou tout au moins d'un point très voisin. Cet examen permet en même temps de reconnaître avec certitude la source d'une compression de l'intestin, si la malade en présente les symptômes généraux.

Quand la tumeur kystique a atteint un volume considérable, elle ne laisse pas, comme du reste les tumeurs ovariques, de déformer considérablement l'abdomen.

Nous n'insisterons pas beaucoup sur cette description, car elle ne nous offre rien que l'on ne trouve longuement décrit à propos des kystes de l'ovaire. Les parois sont distendues et amincies, et parfois tellement soulevées, que l'on peut facilement distinguer, à travers la peau, les saillies irrégulières de la tumeur.

Les veines cutanées sont habituellement dilatées, ce qui est uniquement un signe de gêne de circulation dans les parties profondes.

L'ombilic est quelquefois soulevé en forme de tumeur, par du liquide ascitique, d'autres fois c'est une petite hernie épiploïque.

En faisant glisser les parois abdominales sur la tumeur, on peut sentir un frottement léger, comme le glissement sur une surface dépolie. Ce signe est important à remarquer, car il nous montre presque avec certitude que le péritoine est altéré à ce niveau et que, tôt ou tard, il existera des adhérences à ce point.

Indiquons maintenant quels sont les effets que ces tumeurs déterminent sur la santé générale des malades.

La *marche* de ces tumeurs est très prompte, beaucoup plus que les autres tumeurs ovariennes. La tumeur était devenue énorme et remplissait l'abdomen au bout de 1 an, (Fletcher), 17 mois (Hakes), 6 mois (Péan). Cette marche est surtout rapide, quand la tumeur est devenue kystique. En effet, quand elle est encore seulement un myome, elle peut marcher fort lentement ; tel est le cas de Thornton, où l'on reconnut uniquement un myome quatre ans avan tle développement de la tumeur qui nécessita une opération.

Cette marche prompte amène des altérations marquées dans la santé des malades.

M. Péan dit que ses malades ont présenté le véritable *facies ovarien*, décrit pour la première fois par Spencer Wells, puis ensuite par Courty. « Le visage, dit ce dernier, s'étire et se ride, les lèvres se pincent, le nez s'effile, l'enfoncement de l'œil dans l'orbite fait ressortir la saillie des pommettes et des arcades sourcilières. Tous les traits d'une vieillesse anticipée se dessinent avec un œil encore brillant, et quelques autres signes qui témoignent d'une vitalité étouffée par le développement d'un parasite, plutôt que désorganisée dans ses éléments constitutifs. » A côté de cette description, qui est l'exacte vérité pour les tumeurs ovariennes, nous en trouvons une autre que M. Kœberlé assigne, ainsi que d'autres chirurgiens anglais, aux tumeurs utérines. C'est le *facies utérin*, dans lequel le visage reste toujours coloré, injecté, et un cercle bleuâtre vient ombrer la partie inférieure des orbites, l'œil restant moins brillant, et la face moins anxieuse que dans les kystes de l'ovaire.

Les fonctions des organes digestifs sont profondément troublées. La malade a des digestions extrêmement lentes, souvent constipée quand la tumeur comprime l'intestin. Mais à côté on remarque qu'elle conserve un appétit relativement très bon.

Il est presque inutile de dire que si la tumeur remplit complètement le ventre, au point de refouler le diaphragme, la respiration est bientôt gênée, surtout pendant la marche. En même temps, la tumeur comprime la vessie ou tout au moins la déforme, ce qui chez certaines malades détermine des mictions fréquentes, et même des symptômes d'une cystite légère.

Le système circulatoire subit l'influence du développement de la tumeur. Le pouls devient petit, presque filiforme, si la malade est dans un état voisin de la cachexie. Elle a en même temps des tendances aux syncopes. Cette anémie profonde vient de la nature même de la tumeur qui, en raison de sa nature fibro-kystique, est très vasculaire et détourne à son profit une quantité énorme de sang.

Terminons en signalant seulement la présence de l'ascite fréquente, les troubles de compression sur les veines iliaques, les œdèmes des jambes, les névralgies que l'on retrouve dans toutes les tumeurs de l'abdomen qui ont acquis un énorme développement.

Corps fibreux à géodes. — Les symptômes généraux auxquels ils ont donné lieu, dans les cas rares publiés, sont absolument les mêmes que ceux des tumeurs fibro-cystiques et des kystes de l'utérus.

Les descriptions des symptômes locaux, que l'on dit varier nécessairement avec le changement de structure de la tumeur, nous ont paru faites plutôt théoriquement que reconnues en clinique.

Les règles sont surtout altérées, elles sont plus abondantes que d'habitude, et durent facilement 10 jours. Pendant leur écoulement les malades sentent une douleur, une pesanteur spéciale dans les fosses iliaques, l'hypocondre. Entre les règles il y a rarement de métrorrhagies.

La palpation fait reconnaître une tumeur d'une forme souvent très régulière, sans les bosselures profondes que l'on trouve dans les tumeurs fibro-kystiques. On ne trouve pas de points réellement fluctuants, comme dans un kyste mince; toute la masse est cependant moins dure que le myome franc. Il n'est pas possible de déterminer dans la tumeur la véritable sensation de flot, il y a seulement un ébranlement déterminé dans les loges trop petites pour permettre aux ondes du liquide une excursion suffisante.

La percussion révèle manifestement dans toute l'étendue de la tumeur une matité complète.

Par le toucher vaginal, on constate seulement que l'utérus est relevé et immobilisé dans la masse.

M. Péan a noté à l'auscultation un bruit de souffle intense, dont le maximum était au pubis, et qui est le signe d'une grande vascularisation dans la tumeur.

Kystes de l'utérus proprement dits. — Ces kystes sont d'un diagnostic infiniment plus difficile que toutes les autres tumeurs de l'abdomen. Jusqu'à ce jour, d'après les observations publiées, nous voyons que cette maladie a pu être soupçonnée, mais non diagnostiquée, d'une manière raisonnée, comme doit l'être tout diagnostic chirurgical.

Les connexions intimes du kyste avec l'utérus, les changements de place et de profondeur de cet organe, la fluctuation nettement sentie dans le cul-de-sac postérieur, l'absence de toute hémorrhagie ou de tout signe indiquant un corps fibreux, tels sont les moyens que nous avons vus indiqués par les chirurgiens qui ont fait un diagnostic encore souvent entouré de réserves.

DIAGNOSTIC.

On a dit à juste titre que dans tout le domaine chirurgical, il n'existe peut-être pas de diagnostic plus épineux que celui des tumeurs qui nous occupent. En effet, tout se réunit pour tromper le chirurgien. La profondeur de la région, la multiplicité, tout autant que la diversité des organes qui s'y trouvent, le grand nombre de maladies qui peuvent les atteindre, les effets souvent presque les mêmes qu'elles déterminent, tout se réunit pour gêner l'observateur et le laisser, dans bon nombre de cas, forcément sur la réserve. Il n'y a que le médecin assez heureux pour assister au début de la tumeur et à son évolution plus ou moins lente, qui puisse se faire une idée nette de ce qu'il a sous les yeux. Mais il faut le reconnaître, presque toujours le chirurgien n'est appelé que tard, et pour débarrasser la malade d'une tumeur énorme, qui compromet la vie, et alors bien des renseignements précieux pour un diagnostic absolument exact lui sont enlevés. Ainsi les observateurs sincères qui ont publié leurs observations, en nous faisant assister aux hésitations de leur esprit, finissent-ils tous par présenter une idée entourée de grandes réserves, tandis que d'autres ont éprouvé une surprise complète au moment de l'opération. Mais on peut le dire hardiment, bien que ceci puisse paraître un paradoxe : *Dans de tels cas, la rigueur absolue du diagnostic n'est pas indispensable.* L'opération peut être également menée à bien, même quand on tombe sur une tumeur fibro-kystique, alors qu'on croyait à un kyste ovarien. Presque toutes les observations publiées en font foi : il suffit maintenant que le chirurgien soit assez bien préparé, pour se rendre maître des adhérences et du pédicule, quelles qu'en soient la largeur et la vascularisation.

En 1873 MM. Péan et Urdy écrivaient que le but principal auquel doit tendre le diagnostic est non pas tant de savoir si la tumeur est utérine ou ovarienne, mais bien si elle est opérable. Dans le travail que nous entreprenons, nous devons chercher à pousser la question plus loin, et réunir fidèlement tous les signes de caractères différentiels signalés par les auteurs.

Nous ferons le diagnostic différentiel avec :

Les tumeurs ovariennes ;

La grossesse intra-utérine ;

La grossesse extra-utérine ;

Les tumeurs malignes et inopérables.

Tumeurs ovariennes. — Il est évident, comme nous le disions plus haut, que si l'on connaît exactement l'histoire de la maladie, si l'on a pu constater une tumeur dure à un moment, dans laquelle plus tard ont paru des points fluctuants, puis des kystes véritables, on sera vite sur la voie de la vérité. Mais nous devons supposer le kyste tout développé au moment où nous l'examinons.

Baker Brown regarde ce diagnostic comme impossible.

Koeberlé donne comme moyen de diagnostic :

1° Le facies plus coloré et injecté que dans les tumeurs ovariennes ;

2° Les résultats d'une ponction ; le trocart traversant des parties dures et molles, un liquide jaunâtre contenant quelquefois des paillettes de cholestérine ou du sang ;

3° La consistance dure de la tumeur qui reste ;

4° Les connexions de la tumeur avec l'utérus.

Routh nous donne les moyens suivants :

1° Les ménorrhagies sont plus fréquentes dans les

tumeurs fibro-kystiques que dans les ovariques : soit 70 p. 100 dans les tumeurs utérines, et 9 p. 100 dans les kystes de l'ovaire. Ce qui s'explique, parce que les tumeurs qui nous occupent sont en quelque sorte extra-utérines, et comme telles ne donnent pas d'hémorrhagies.

2° Un souffle tubaire intense, et la propagation des bruits cardiaques.

Granville Bantock, chirurgien à l'hôpital Samaritain, nous a dit qu'il attache une grande importance à la profondeur à laquelle s'enfonce l'hystéromètre, qui peut suffire à distinguer une tumeur utérine d'une ovarienne.

Knowsley Thornton, chirurgien du même hôpital à Londres, nous a fait observer que les femmes ont un facies meilleur que dans les tumeurs ovariques. Elles ont sur le visage et surtout sur le front une sorte de masque qu'on ne retrouve nulle part ailleurs ; leur état général ne paraît pas souffrir autant que dans les autres tumeurs. Mais l'auteur dans lequel tous les signes sont le plus magistralement analysés, c'est Spencer Wells, que nous ne pouvons mieux faire que répéter sur ce sujet.

La *marche* de la tumeur, que nous avons indiquée comme étant habituellement prompte, ne l'est pas toujours, dit Spencer Wells, et il ne faut pas tenir compte de cet élément de diagnostic. Nous avons vu que d'autres cliniciens tiennent un langage un peu différent à ce sujet.

Les *hémorrhagies utérines*, soit comme forme d'une menstruation excessive, ou comme métrorrhagies régulières, sont certainement plus communes dans les tumeurs utérines que dans les tumeurs ovariennes. Mais il ne faut pas oublier qu'on les a vues associées à ces dernières. Il est probable que la menstruation est peu abondante dans la tumeur ovarique et excessive dans la tumeur utérine. Quant aux pertes blanches, on les a vues avec une grande abondance dans les deux sortes de maladies.

Au point de vue de l'*âge*, on a noté que les tumeurs utérines sont peut-être plus communes chez les vieilles personnes, et les ovariennes chez les jeunes. Il n'y a aucun compte à tenir de l'état célibataire ou non de la femme, de l'épaisseur du pannicule adipeux. On trouve, il est vrai, fréquemment un visage meilleur dans les tumeurs utérines, mais on a vu des femmes assez grasses portant des kystes de l'ovaire.

L'augmentation de *volume* de l'abdomen est plus souvent générale dans les tumeurs qui viennent de l'ovaire, et partielle dans celles qui viennent de l'utérus, ces dernières demeurant confinées dans la partie inférieure du ventre, jusqu'à ce qu'elles aient acquis un volume excessif. La dépression de l'ombilic est diminuée, ou même l'ombilic devient proéminent dans les gros kystes de l'ovaire. Cela ne se voit pas en général dans les tumeurs de l'utérus, à moins d'ascite ; ce qui dans les observations que nous avons relevées est un cas fréquent.

Le développement du *réseau veineux* cutané de l'abdomen et l'œdème de la ligne blanche est plutôt le fait des tumeurs utérines. On ne le voit dans les kystes de l'ovaire que quand ils sont énormes. Quand les parois abdominales sont amincies, si les tumeurs utérines et ovarienens ne sont pas intimement adhérentes aux parois abdominales, on peut les voir se mouvoir de haut en bas, et réciproquement pendant l'inspiration et l'expiration. Elles tombent en arrière ou en avant quand la malade s'assied ou se lève, et elles se portent sur les côtés plus ou moins, selon l'inclinaison du corps. Mais, dans tous les cas, les tumeurs utérines, malgré tous ces mouvements, semblent beaucoup plus fixées dans la partie inférieure de l'hypogastre.

Quand la malade passe de la situation couchée à la situation assise, par le seul effort de ses muscles droits de l'abdomen, on voit ces muscles se tendre, que le kyste ovarien soit rempli et non adhérent, ou qu'il soit adhérent et flasque. Ce phénomène est moins marqué dans la tumeur utérine, car la masse solide étant fixée au dessous et au milieu de l'hypogastre, semble entrer en action avec les grands droits abdominaux. La *mensuration* de l'abdomen fait voir que dans les kystes de l'ovaire l'augmentation de volume se fait plus d'un côté que de l'autre. Dans les tumeurs de l'utérus, l'accroissement se fait plutôt au milieu et d'une manière symétrique. Dans les deux espèces de maladies, la mesure verticale entre le pubis et le sternum montre un accroissement considérable. Or, dans les tumeurs utérines, on note un accroissement beaucoup plus considérable dans l'espace qui sépare le pubis de l'ombilic, que dans les kystes ovariques.

A la *palpation*, on trouve de larges masses semblant des parties solides, et de beaucoup plus petites offrant une dureté qui rappelle celle du cartilage, dans les tumeurs ovariennes. Mais il est excessivement rare de trouver des portions solides en quantité prépondérante par rapport aux parties liquides. En règle générale, la partie kystique du liquide est la plus large, la partie solide est au contraire la plus petite. Dans les tumeurs utérines c'est le contraire; la portion solide l'emporte sur la liquide.

La *mobilité* dans le sens vertical est généralement plus grande dans les kystes ovariques, à moins que les tumeurs utérines n'aient un long pédicule facile à distinguer. Si avec une main on presse d'avant en arrière, entre la tumeur et le pubis, on peut faire monter le kyste ovarien d'une manière considérable, et le bord cubital de la main peut quelquefois atteindre presque la ceinture osseuse du bassin. Au contraire, une tumeur qui englobe le corps ou le col de l'utérus ne peut nullement s'élever, ou seulement avec difficulté, et la main ne peut être introduite entre le pubis et la tumeur.

Quand il y a de l'ascite, en déployant brusquement le liquide, on sent une tumeur dure qui est ou utérine ou ovarienne. Si la tumeur est très dure et la quantité d'ascite faible, elle est probablement utérine.

Si un ou deux kystes ovariens viennent à se rompre dans le péritoine, la tumeur est rarement dure et à bords bien tranchés; on peut alors faire une ponction, et les caractères du liquide viennent en même temps éclairer le diagnostic.

A l'*auscultation*, dans les tumeurs ovariennes on perçoit quelquefois un bruit aortique et un son qui est synchrone au pouls. Les bruits du cœur y sont rarement transmis, de même qu'il n'est pas fréquent d'y entendre un murmure continu.

Dans le plus grand nombre de cas de tumeurs utérines on entendait un bruit vasculaire, souffle tubaire, dans les différentes parties de la tumeur. Ces bruits étaient synchrones au pouls. Ils peuvent varier d'intensité selon le degré de pression par le stéthoscope, et même disparaître par une pression forte. Communs dans les utérines, rares dans les tumeurs ovariennes, ces bruits peuvent être d'un aide important pour le diagnostic.

L'*examen vaginal* peut lever bien des incertitudes, s'il montre que le col et l'orifice sont normaux, que l'utérus est normalement mobile, que sa cavité n'est ni allongée, ni raccourcie.

La tumeur est presque certainement utérine quand le vagin est plus ou moins oblitéré par des masses solides, quand le col a disparu, quand on ne peut l'atteindre qu'avec les plus grandes difficultés, quand le canal cervical est si déformé que l'hystéromètre ne peut y pénétrer qu'avec difficulté, ou même, comme nous l'avons dit plus haut, quand la cavité utérine est si élargie que la sonde peut s'y mouvoir avec la plus grande facilité, et bien au delà de la manière normale. Mais il ne faut pas oublier que l'on a vu des tumeurs sous-péritonéales énormes, même dans les parois ou le fond de l'utérus, pendant que la cavité de ce dernier restait sans la moindre altération. De même le col peut être introuvable, l'utérus allongé, et une tumeur ovarique peut tellement se mouler sur l'utérus qu'ils deviennent inséparables.

Une particularité à connaître. Il n'est pas très rare de trouver les culs-de-sac du vagin déprimés par du liquide ascitique, plus que dans une tumeur enkystée, qui du reste est moins facilement fluctuante.

De même l'utérus peut ou bien rester au-dessus de la ceinture osseuse du bassin, s'il est fortement élargi, ou fixé par des adhérences. Il peut de même être en prolapsus, et même l'orifice apparaître à la vulve. L'hystéromètre peut ici lever en général quelques doutes. En effet, si l'utérus n'a pas de dimensions élargies, si son poids n'est pas augmenté, il est probable que la tumeur sentie n'est pas utérine. De plus, l'utérus peut en général être replacé à sa situation normale.

Dans quelques cas l'utérus est fort relevé, et on peut le sentir à travers les parois abdominales au-dessus du pubis. En même temps l'urèthre peut être allongé ou tiré de côté ainsi que la vessie. Si la tumeur abdominale et la partie pelvienne sont fluctuantes, si l'utérus n'a pas ses dimensions très augmentées, il est très probable que la tumeur n'est pas utérine, et que l'utérus y est adhérent et soulevé par elle. Elle est très probablement de nature ovarienne.

L'*examen rectal* montre si l'utérus conserve son volume, sa forme et sa situation normales, s'il est déplacé par une tumeur située en avant de lui. Quelquefois même, on peut trouver un des deux ovaires. Si l'on pratique le toucher rectal, et que l'on introduise en même temps un hystéromètre, on peut souvent aisément affirmer si l'on a affaire à une tumeur solide ou liquide située entre l'utérus et le rectum, ou bien si l'utérus est fixé et sa partie postérieure agrandie.

Il ne faut jamais négliger de pratiquer le toucher vaginal et le palper en même temps. Un doigt est appliqué vers le col, de l'autre main on meut la tumeur à travers les parois abdominales, latéralement et de haut en bas. On voit si les mouvements se communiquent à la tumeur. S'ils ne se communiquent pas manifestement, la tumeur est très probablement ovarienne. D'un autre côté, un kyste de l'ovaire peut être très adhérent et tromper. Mais si la tumeur est très dure, il y a de grandes chances pour qu'elle soit utérine.

Tumeur fibreuse et kyste de l'ovaire. — Cette coïncidence qui s'est présentée quelquefois, comme par exemple dans le cas publié par Edis dans les *Transactions de la Société pathologique de Londres*, est certainement des plus embarrassantes. Des tumeurs fibreuses avaient été constatées depuis sept ans, quand la malade succomba à un kyste ovarien.

La malade était émaciée, l'abdomen énorme, les veines sous-cutanées abdominales fort dilatées. Partout la fluctuation était très superficielle. Au toucher on trouvait le bassin occupé par un kyste résistant, qui semblait partir de la face postérieure de l'utérus. L'utérus était lui-même repoussé vers la ceinture pubienne et fixé en arrière par la tumeur.

On trouva à l'autopsie, à gauche, un large kyste ovarien, remplissant l'hypocondre jusqu'aux côtes, ayant pour point de départ l'ovaire gauche.

Derrière l'utérus, un second kyste, multiloculaire, parti du premier, comprimant le rectum et refoulant l'utérus.

Or le fait de l'existence de tumeurs fibreuses constatées longtemps auparavant, le poids causé par le kyste de l'ovaire gauche logé devant le sacrum, les ménorrhagies, le grossissement graduel et régulier de l'abdomen, avaient fait penser à une tumeur fibro-kystique.

Il est vrai que le cathétérisme utérin n'avait pas été pratiqué ; mais enfin les symptômes que nous venons d'examiner plaidaient tous en faveur d'une tumeur utérine.

Dans ces cas difficiles et douteux Spencer Wells dit que l'on peut recourir à une ponction ou à une incision exploratrice.

Quant à ce dernier moyen, nous pouvons dire qu'à notre connaissance, les chirurgiens français ne paraissent pas disposés à l'admettre comme chose courante, ainsi que cela se fait en Angleterre, et que même certains le rejettent absolument.

Avant de terminer ce point de diagnostic, disons que Gaillard Thomas donne comme moyen, l'examen du liquide des kystes des tumeurs fibreuses. Or nous avons vu que le liquide est loin d'être toujours le même. Gaillard Thomas nous dit : La ponction donne un liquide transparent, couleur jaune-paille. La poche vidée ne s'affaisse qu'en partie. On voit que la masse qui reste est due non à d'autres kystes, mais à des éléments très solides. Le liquide obtenu se coagule spontanément et par la chaleur. La totalité se prend en un large coagulum, comme le sang, sauf la couleur.

Histologiquement, on voit des fibres-cellules, ce qui d'après Atlée est caractéristique d'une tumeur fibro-kystique. Elles viennent du tissu dans lequel s'est formé le kyste.

Or, sauf le dernier signe, les autres sont suspects, car on les a vus isolément en défaut dans des cas typiques.

Encore nous nous permettrons d'ajouter qu'Atlée est le seul qui ait vu ces fibres-cellules dans le liquide. Dans les observations publiées, il n'en a jamais été fait mention.

En somme, c'est par un ensemble très compliqué de signes et très difficile à parfaitement analyser, que l'on peut arriver au diagnostic, beaucoup plus que par l'examen d'un seul caractère pris isolément.

Grossesse simple ou extra-utérine. — Si nous parlons de ce diagnostic, c'est uniquement parce qu'il existe dans la science des cas de ponction d'utérus gravide, pris pour un kyste ovarique. En général, il est facile de reconnaître une grossesse. L'état général de la femme, l'état de la menstruation, le ramollissement du col, l'occlusion de l'isthme cervical, la teinte violacée et la chaleur du vagin, mais par-dessus tout les battements du cœur du fœtus, mettront facilement sur la voie de la vérité. Tellement que l'on peut dire que si une erreur est commise, l'enfant étant vivant, c'est par défaut d'attention.

Si, au contraire, l'enfant est mort, la marche de l'affection, la forme de la tumeur, son état stationnaire à partir du neuvième mois, ne peuvent laisser de doute dans l'esprit du chirurgien.

Tumeur maligne. — Les tumeurs cancéreuses des ovaires au premier chef, puis celles qui partent du fond de l'utérus, peuvent ressembler à une tumeur fibro-cystique. On trouve, en effet, une masse bosselée, dure, immobile. Dans quelques points on peut trouver un commencement de ramollissement donnant la fausse sensation de fluctuation.

Dans ces cas, le facies de la malade est caractéristique ; c'est le facies cancéreux et non le facies utérin ou ovarique, seulement pour quelques auteurs. La malade est surtout d'un âge un peu avancé, la teinte de sa peau est jaune-paille. L'épuisement et l'amaigrissement sont très rapides et très marqués. La tumeur est presque fatalement compliquée d'une ascite souvent sanguinolente et fort abondante. De plus, la malade ressent des douleurs lancinantes extrêmement vives dans les lombes et les aines, par suite de la compression des plexus nerveux. Comme caractères locaux, on trouve les bosselures du cancer excessivement dures en général, comme marronnées. Elles sont comme taillées à pic sur les bords en certains points, puis ailleurs les limites sont vagues.

Les malades finissent par être infectées par la maladie générale ; elles sont prises de diarrhée colliquative, qui tend de plus en plus à les affaiblir.

Le cancer de l'utérus, si douloureux, et dans lequel le col est presque toujours entr'ouvert, pour laisser passer un liquide roussâtre et odorant, est très facile à reconnaître dans presque tous les cas.

TRAITEMENT.

Dans ce dernier chapitre, nous n'avons nullement l'intention de décrire les différentes méthodes successivement employées dans les kystes ovariques ; nous voulons seulement parler des particularités qui se présentent pour le pédicule des tumeurs fibro-kystiques, et exposer la méthode actuellement suivie en Angleterre et par quelques chirurgiens français, méthode que nous avons vu mettre en pratique par M. Péan à Paris et M. Thornton, chirurgien de l'hôpital Samaritain à Londres.

Le traitement médical est nul quant à ce qui regarde la tumeur elle-même, mais il est d'une importance extrême de préparer la malade à subir l'opération : relever les forces si elles sont par trop prostrées, combattre et prévenir un ballonnement gazeux considérable. La diarrhée, la constipation opiniâtre, l'état des poumons, tout doit être pris en considération par un chirurgien prudent, et l'on trouvera toutes ces indications suffisamment décrites dans les traités spéciaux d'ovariotomie auxquels nous renvoyons.

Les instruments sont les mêmes que pour une ovariotomie. M. Péan conseille en plus de se munir des appareils nécessaires pour pratiquer le morcellement de la tumeur, au cas où cela deviendrait nécessaire. Enfin, il ne faut pas oublier que la tumeur est extrêmement vasculaire, et que l'on sera peut-être forcé de faire le pédicule avec l'utérus lui-même.

Nous n'avons pas l'intention d'entrer dans de grands développements à propos des indications et contre-indications au sujet de l'opération. Sur ce point nous renvoyons aux traités sur l'ovariotomie, car le *diagnostic opératoire* pour les tumeurs fibro-kystiques est exactement le même.

Les règles données pour l'opération section de la peau, rupture des adhérences épiploïques ou autres, morcellement de la tumeur, selon les procédés indiqués par M. Péan, et qui lui ont donné de si bons résultats, hémostase préventive ou définitive, n'ont rien de spécial dans l'espèce et sont les mêmes que pour les ablations des tumeurs ovariennes. Notons seulement que la large section des parois abdominales, si redoutée par Spencer Wells, ne paraît pas avoir été plus dangereuse qu'une autre, entre les mains de MM. Terrier, Lucas Championnière ; c'est du moins l'opinion qu'ils ont formulée tout récemment devant la Société de chirurgie. M. Terrier, notamment, préfère une large ouverture du ventre, qui permet de sortir facilement la masse, au morcellement recommandé par M. Péan.

Occupons-nous maintenant de la manière de traiter le pédicule. Autrefois on plaçait toujours un clamp sur le pédicule d'un kyste de l'ovaire et on le fixait à l'angle inférieur de la plaie. Aujourd'hui on tend de plus en plus à réagir contre cette ancienne manière. On lie le pédicule d'une certaine manière, on le rentre dans l'abdomen que l'on ferme par des sutures.

L'ancienne manière était sujette à de nombreux inconvénients sinon à des dangers véritables. Nous ne faisons que citer :

La péritonite fréquente;

Des douleurs lombaires persistantes ;

La nécessité de tailler un pédicule dans le tissu même de la tumeur ;

La longueur de la suppuration ;

La formation fréquente d'abcès au voisinage du pédicule ;

La nécessité de maintenir les jambes à demi fléchies ;

La chute lente de la partie mortifiée, en moyenne vingt-cinq jours, souvent beaucoup plus.

De même maintenant, on ne fait plus sortir à l'extérieur les bouts des fils qui ont produit la constriction. Il n'y a aucun avantage à ce mode de traitement, et l'on s'expose à la formation dangereuse d'abcès le long de ces fils.

Or il est maintenant parfaitement démontré que le fil constricteur séjourne dans l'abdomen sans inconvénient, et finit même par disparaître complètement au bout d'un temps plus ou moins long.

L'étude des transformations subies par le pédicule et le fil constricteur rentré dans l'abdomen, a été faite en 1877 et 1878 par MM. Knowsley Thornton, chirurgien de l'hôpital Samaritain de Londres, et Alban Doran, assistant du même hôpital. C'est donc dans leurs travaux que nous allons maintenant puiser pour étudier cette question.

En 1821 *Nathan Smith*, du Connecticut, lie deux artères d'un épiploon avec du fil de cuir d'un gant de chevreau, et tord trois artères du pédicule. Notons que ces ligatures sont encore hasardées et que le fil peut glisser. Le fil fut coupé au ras, la plaie fermée, le moignon du pédicule abandonné dans le ventre pour la première fois. — Guérison.

1829. — *David Rogers* de New-York lie séparément de volumineux vaisseaux d'un pédicule de kyste de l'ovaire, et coupe les ligatures au ras. — Guérison.

1825. — *Lizar* laisse les bouts du fil pendre à travers la plaie. Dans deux cas, mort. Ligature en masse du pédicule, ligature isolée de trois vaisseaux et fils sont coupés au ras de la ligature.

1835. — *Billinger* lie isolément le vaisseau d'un pédicule de kyste ovarien ; section des ligatures au ras. — Guérison.

1836. — *Jeaffreson* de Framlingham lie en masse un pédicule ovarien, et coupe les fils au ras. — Guérison.

1840. — *Philipps.* Pédicule est lié en masse et plongé dans l'abdomen, les fils coupés au ras. — Mort en 4 jours. — Ligature n'est pas assez serrée et transsudation sanguine par le bout du moignon coupé. On trouve quelques onces de sang décomposé dans l'abdomen. L'hémorrhagie s'était arrêtée d'elle-même.

1861. — *Tyler Smith* est le premier qui abandonne la ligature d'une manière systématique dans le péritoine.

Spencer Wells dit qu'il a laissé une fois quarante ligatnres dans l'abdomen sans aucun inconvénient.

Spieyelberg et *Waldeger* ont fait des expériences intéressantes sur les animaux, touchant la ligature d'une des cornes de l'utérus d'un animal et l'abandon de la ligature dans le péritoine.

Knowsley Thornton dit que l'on peut faire la même chose dans l'ablation des plus volumineuses tumeurs de l'utérus. Il se sert de la ligature de soie de Chine, même dans les cas où jadis on eût employé le clamp. Du reste, nous allons revenir sur les études faites par cet auteur à ce sujet.

1872. — *Erichsen* écrit qu'il est complètement rallié à cette manière de faire.

Holmes écrit : si le clamp tire trop, il vaut mieux placer un fil double dont on lie séparément les deux moitiés. On coupe le pédicule à deux centimètres de la ligature.

Bryant Thomas décrit les restes de deux ligatures faites longtemps avant la mort. Il ajoute que, quand le pédicule est large et court, si les vaisseaux ne sont pas trop gros, on peut lier le pédicule en deux ou trois parties avec un fil à fouet ; les bouts sont ensuite coupés ras et abandonnés dans le péritoine.

1872. — *Granville Bantock* montre à la Société obstétricale de Londres, un moignon de pédicule de l'ovaire d'une femme qui meurt un an après une double ovariotomie. La ligature de chanvre faite à l'un des bouts fut trouvée complètement résorbée, excepté le nœud qui restait comme un corps dur, du volume d'un grain de chènevis, enveloppé par le péritoine. Le renversement du tissu de chaque côté du sillon formé par la ligature avait amené les bouts renversés en contact intime avec la partie non étranglée du même pédicule.

En raison de l'irritation légère produite par la pression du fil, la partie voisine avait exsudé de la lymphe plastique qui avait fourni du plasma nutritif et des capillaires à la partie étranglée du pédicule, et l'avait préservé de la gangrène. Dans de telles circonstances, le moignon finit évidemment par se résorber.

Quant à la ligature elle-même, elle disparaît par un mécanisme spécial. Le fil se laisse gonfler par le sérum et la lymphe exsudés. Au bout d'un certain temps, on trouve des cellules qui s'infiltrent en écartant les faisceaux du fil, de la même manière que les globules blancs s'infiltrent dans un morceau de sureau placé sous la peau d'une grenouille. Puis peu à peu le tissu du fil lui-même se désorganise et disparaît tout à fait.

Alban Doran a donné le résultat de l'examen d'un moignon d'ovariotomie sept jours après l'opération. Le moignon du pédicule était à environ un quart de pouce du fond de l'utérus. Il n'était ni vide ni congestionné. Il était séparé des annexes de l'utérus par quatre ligatures de soie ; pas une n'avait ulcéré, mais toutes étaient couvertes par des ponts de lymphe jetés par-dessus les tissus serrés. Le bout externe du pédicule était deja fermement uni au ligament large par de la lymphe plastique bien organisée. Cette lymphe a dû exsuder en quelques jours avant la mort et avant l'explosion de la septicémie qui a emporté la malade, et par conséquent très peu de temps après l'opération. La lymphe couvrant la ligature était plus récente, et elle commençait à se désorganiser par suite de la péritonite.

M. *Granville Bantock* a présenté les pièces survenant d'une femme opérée sept mois auparavant. Voici un résumé de l'observation.

En 1876. — Ablation d'une large tumeur multiloculaire ovarienne du poids de sept livres. La malade se guérit. Elle revient avec une nouvelle tumeur de l'autre ovaire. Gastrotomie. On trouve un sarcome de l'ovaire droit. L'ablation est impossible, on referme le ventre. La malade se guérit de l'opération et meurt un mois après.

Autopsie. Adhérence de l'épiploon au fond de l'utérus. Sur la partie opérée il y a sept mois, une large bande fibreuse vasculaire s'est faite entre le bord de l'utérus et le ligament large, du côté opéré. Les extrémités libres du moignon se sont retournées en dedans et ont contracté des adhérences avec la face centrale du même moignon, de telle sorte que le tout a pris la forme d'un petit kyste. Une rainure profonde marque le point où était le fil de chanvre, dont on ne trouve plus de trace.

Spiegelberg et *Waldeyer* ont, en 1867, fait des expériences sur la manière dont se comportent les ligatures des cornes de l'utérus chez le chien, abandonnées dans le péritoine. Leurs résultats confirment ce que nous avons dit plus haut.

Dans un grand nombre de cas, 7 sur 8, la surface de section adhérait à la cicatrice péritonéale de la plaie de la paroi, et cette cicatrice s'était effectuée en trois jours.

Dans d'autres la guérison s'était faite par la même adhérence, mais à l'épiploon ou au mésentère. Presque toutes les ligatures ne coupèrent pas les tissus, mais elles finirent par s'entourer d'un tissu jeune, partant de la paroi utérine, sans qu'il y ait jamais eu d'abcès; ce tissu jeune arrivant toujours à une organisation parfaite et définitive. Dans tous les cas les fils des ligatures restèrent complètement cachés, dans le sillon produit par la constriction. Jamais les parties qui formaient le moignon ne se mortifièrent. Les fils de la ligature furent absorbés par le tissu de jeunes cellules et de granulations. Knowsley Thornton a publié sa manière de voir, et ses procédés pour la ligature du pédicule. Nous tenons à les faire connaître dans leur intégrité.

Il s'agit de ligatures qui transpercent le pédicule, que l'on coupe au ras, et que l'on abandonne dans l'abdomen. On ne doit pas laisser les fils sortir au dehors, et attendre qu'ils tombent d'eux-mêmes en ulcérant le pédicule étreint, car on s'expose à une inflammation profonde et à une péritonite.

La constriction, suffisante pour arrêter une hémorrhagie, ne l'est pas pour mortifier le moignon du pédicule qui surmonte le fil, et le transformer en corps étranger. A ce propos Thornton nous a raconté une expérience qu'il a faite, et qui démontre bien la perméabilité des petits vaisseaux fins qui restent dans la partie liée. Il avait coupé le pédicule d'un kyste de l'ovaire entre deux ligatures. Il fit dans les vaisseaux du kyste, la ligature étant encore en place, une injection pénétrante bleue. Quand les gros vaisseaux furent pleins, il vit distinctement l'injection pénétrer dans les petits vaisseaux de la partie resserrée. Ce qui démontre parfaitement la possibilité d'une circulation en ce point.

Par la ligature les gros vaisseaux sont fermés, mais les capillaires restent perméables. C'est ce que Spiegelberg et Waldeyer avaient déjà reconnu par leurs expériences. A la surface il se forme un véritable *capuchon*, par exsudation du sérum, qui ferme ensuite les vaisseaux capillaires, et devient une barrière à toute inflammation.

La cicatrisation du bout du moignon peut se faire de plusieurs manières :

1° La ligature se creuse un profond sillon dans le péritoine. Les bouts des moignons s'incurvent, retombent par-dessus le fil et le cachent. Des adhérences se font entre les parties mises ainsi en face les unes des autres. Des vaisseaux se forment promptement au sein de ces nouvelles adhérences. Plus tard le fil est altéré. En faisant une coupe du point lié, un certain temps avant la mort, on a vu des cellules dites embryonnaires pénétrer entre les fibres des fils de soie. La ligature continue à se détruire lentement, puis disparaît. Plus la soie est fine, le pédicule mince, et plus ce travail s'accomplit rapidement.

2° De la lymphe plastique est exsudée à la surface de section. Les premiers capillaires sont oblitérés, puis consécutivement des vaisseaux s'y forment, et toute la matière s'organise.

3° La surface du moignon adhère à un point quelconque de la paroi abdominale, à l'épiploon ou à l'intestin quelquefois. Dans ces adhérences se forment des vaisseaux qui viennent nourrir le moignon du pédicule. Toutes ces terminaisons n'ont pas les mêmes conséquences. Les deux premières sont les meilleures. L'extrémité du moignon prend la forme d'un bouton qui reste libre et sans adhérences dans le péritoine. Dans la troisième manière, si des adhérences se font à l'intestin, elles deviennent une source de gêne dans les mouvements de ce viscère. Des douleurs se montrent vers la fin de la deuxième semaine. On a même vu se former des abcès qui se sont ouverts dans le péritoine et ont déterminé une péritonite.

Pour être bien faites, les ligatures que l'on rentre dans le péritoine demandent certaines précautions.

Le catgut glisse facilement, et est dangereux.

Le meilleur est un fil de soie de Chine, pure et sans mélange de coton, car la résorption se fait bien plus sûrement.

Il faut traverser le pédicule trois ou quatre fois selon sa largeur, par des anses de fils séparées de 1 centimètre et demi environ.

Il faut que les anses soient enlacées l'une dans l'autre de manière à former une véritable chaîne ; de telle sorte qu'elles se soutiennent mutuellement, si l'une avait une tendance à glisser.

Ce glissement est en effet facile, quand le sang cesse de circuler et de gonfler le pédicule, comme il gonfle tout tissu vivant.

Si un vaisseau veineux volumineux est traversé par l'aiguille, comme les anses s'enlacent à ce niveau même, il est sûrement oblitéré.

Du côté externe du pédicule dans les *kystes de l'ovaire*, se trouvent les vaisseaux veineux les plus volumineux, plexus pampiniforme, quelquefois d'une énorme dimension. Il faut *toujours* de ce côté placer une ligature surnuméraire au-dessous de la chaîne, de crainte que cette dernière ne vienne à glisser. C'est à peine si nous devons ajouter qu'on ne doit pas serrer trop vigoureusement de crainte de mortifier complètement le pédicule, en suspendant absolument toute circulation capillaire dans son intérieur.

Observation I (*personnelle*).

Tumeur fibro-kystique.

R., 34 ans, entré le 7 mai 1878 salle Sainte-Marthe, hôpital Saint-Louis, service de M. le Dr Péan.

La malade a été opérée il y a environ un an d'une tumeur fibreuse, assez volumineuse, qui fut extraite par le vagin après ligature du pédicule. Le polype tomba le douzième jour.

Elle remarqua, immédiatement après, que son ventre contenait une tumeur au moins du volume du poing. Cette production n'a fait qu'augmenter depuis cette époque, et c'est pour cela qu'elle rentre aujourd'hui dans les salles.

Habituellement bien réglée, elle a eu deux enfants ; ses couches ont été normales. Depuis sa dernière opération, ses règles ont toujours été plus abondantes qu'à l'état normal.

Elles la fatiguaient beaucoup, et la malade était quelquefois forcée de rester couchée.

Actuellement la malade est maigre, un peu pâle, mais elle n'a pas le teint jaune, ni le facies ovarique.

Le ventre est gros comme celui d'une femme enceinte de six mois.

Il contient une tumeur située sur la ligne médiane, débordant un peu à gauche. Elle est mobile, peu douloureuse à la palpation, assez régulière. Elle ne paraît pas avoir contracté d'adhérences avec les organes voisins.

Le toucher vaginal fait constater que le col est volumineux, ouvert ; on peut y introduire le bout du doigt. Le cul-de-sac gauche est un peu abaissé. On trouve, dans le côté gauche du cul-de-sac, une masse volumineuse qui paraît se prolonger un peu dans la partie latérale gauche du col, et pénétrer surtout dans la lèvre antérieure.

En pressant avec le bout du doigt et en palpant, on peut reconnaître que la masse se laisse déprimer, beaucoup plus que le ferait une tumeur fibreuse simple. Elle est comme fluctuante.

En imprimant des mouvements à la tumeur par la main appliquée sur l'abdomen, on communique immédiatement des mouvements au col.

Rien dans la vessie ni dans le rectum.

Appétit faible, pas de diarrhée.

Ventre sans douleurs ; pas de traces de péritonites anciennes.

Opération le 20 mai 1879.

La malade endormie, un gros spéculum en bois est placé dans le vagin. On fait, avec le couteau du thermo-cautère, un débridement de la lèvre gauche du col.

L'instrument pénétra du même coup dans le tissu de la tumeur, et brusquement il s'échappe un jet de liquide brunâtre, d'une odeur infecte, qui est violemment projeté au dehors.

Ce liquide est recueilli en quantité de plus d'un litre.

Au microscope, il présente des globules de pus, des globules rouges, des cristaux de cholestérine, le tout nageant dans un liquide foncé.

Pour tout pansement, on place à demeure dans le kyste deux tubes à drainage placés parallèlement en canon de fusil. On fera des injections, et les tubes permettront aux liquides de s'écouler facilement.

Les suites de l'opération ont été des plus simples. Le lendemain, P. 110, Temp. axill. 39,2. Le ventre étant un peu sensible, on y appliqua de la glace, qui fut maintenue huit jours.

Au bout de cinq jours la température était normale, le pouls à 70-84, l'appétit était revenu.

Dix jours plus tard, les tubes qui étaient tombés furent replacés. Ils laissent écouler un liquide purulent d'une odeur infecte. La cavité du kyste était déjà diminuée de moitié.

Au bout de dix-huit jours les tubes tombèrent tout à fait ; la cavité, comblée par la rétraction des parois et les bourgeons charnus n'a pas plus de 3 centimètres de profondeur.

Pendant huit jours, la malade continue à perdre un peu de pus mêlé à du mucus vaginal.

Au bout de un mois et demi, elle partit guérie de son kyste, mais

portant un utérus encore volumineux et dépassant à gauche la symphyse pubienne. Je suppose qu'il reste encore une tumeur fibreuse.

Octobre 1875. — La malade revient consulter. Son ventre a continué à grossir, sa santé générale est un peu moins bonne, ses dernières règles ont été difficiles. Il y a douze jours, elle a rendu brusquement par le vagin une grande quantité de liquide purulent et odorant.

On sent dans le ventre, par la palpation de l'abdomen, deux tumeurs fibreuses énormes, celles que la malade portait au moment de sa sortie. Ces tumeurs remontent presque à l'ombilic.

Le col est abaissé et ouvert. Un polype fibreux se présente à l'entrée du col. La partie engagée est du volume d'un gros œuf. L'utérus fait exactement corps avec la tumeur et est fixé avec elle.

La malade a été présentée par M. Péan à l'Académie dans le mois de novembre.

Observation II.

Tumeur fibro-kystique. — Extirpation. — Guérison, par Knowsley Thornton.

H. I., 46 ans, mariée et mère de deux enfants, a été vue il y a quatre ans par Spencer Wells, qui reconnut une tumeur fibreuse de l'utérus. En novembre 1878, la tumeur avait beaucoup grossi, et il y avait une fluctuation obscure. On pensa à ce moment qu'elle avait un de ces « molluscum fibroïde » de Wirchow.

En juin, la tumeur avait beaucoup grossi, et Spencer Wells ne put pas dire si la fluctuation venait exactement d'un kyste à parois minces ou seulement d'une ascite.

La fluctuation n'était pas nette, et l'on se demanda si une tumeur semi-solide ne s'était pas rompue, mais rien ne le démontrait alors.

La menstruation a été régulière et la santé bonne jusqu'au moment du développement rapide. Maintenant la malade est émaciée.

Le 30 juin on fait une incision exploratrice. Du premier coup, une incision de 4 pouces découvre une tumeur rosée, manifestement utérine. La main introduite tombe sur un large pédicule partant de l'angle supérieur gauche d'un utérus distendu par un myome. Les deux ovaires sains et en place. L'incision de la paroi est agrandie. On détache un large morceau d'épiploon adhérent, qui est lié avec du fil de soie fine et phéniquée.

Le chirurgien trouva, derrière la partie antérieure solide de la tumeur, un énorme kyste à parois minces, à travers lesquelles on pouvait voir un liquide de couleur foncée.

Le kyste est vidé avec un trocart. La partie pelvienne de la tumeur est surtout kystique. Il y avait beaucoup de kystes de volumes différents, si minces et si généralement adhérents, que le chirurgien fut obligé de les rupturer sur place. Leur contenu et le sang coulent à même sur l'utérus, les ovaires et le rectum. Le pelvis est nettoyé, on sépare quelques adhérences pariétales et intestinales, puis la tumeur est retirée du ventre.

On put voir un épais pédicule vasculaire sortant du fond et de l'angle gauche de l'utérus, de telle sorte qu'on ne pouvait le refermer dans le plus large clamp de Wells, sans comprendre la trompe et l'ovaire.

Le pédicule est transpercé avec une forte corde à fouet phéniquée, et un clamp est placé temporairement ; la tumeur est ensuite réséquée, un clamp fixe est placé et la corde est coupée. Il ne coula pas une goutte de sang, et l'on put constater un mieux sensible dans la couleur du visage au moment où le pédicule fut serré, et où le sang cessa de pénétrer dans la tumeur. L'abdomen fut étanché et, l'hémostase finie, la plaie fut suturée.

Un moment, le chirurgien pensa mettre un tube à drainage en verre, mais craignant d'affaiblir la malade par l'écoulement, il ferma l'abdomen.

Pansement antiseptique.

L'opération dura une heure trente-cinq minutes.

Suites heureuses.

La menstruation se fit le second jour et donna un peu de fièvre.

La plaie fut pansée tous les jours, parce que la tarlatane autour du clamp prenait un peu d'odeur.

Le troisième jour on trouva un épanchement de liquide dans la cavité recto-vaginale, et dont la résorption donna une légère fièvre.

La malade se leva le vingt-cinquième jour.

Description de la tumeur. — La partie solide pesait 20 livres, plus 14 pintes de liquide, ce qui fait en tout 62 livres anglaises.

La partie solide était du fibro-myome ordinaire très infiltré de sérum, qui, même par places, formait de faux kystes d'un diamètre considérable. Le kyste le plus large était un cysto-sarcome dont les parties solides étaient riches en cellules multinucléaires, infiltrées de cellules granuleuses rondes ou ovales. Il y avait un kyste très large à parois minces, couvert extérieurement par le péritoine, et à sa face interne par de petites cellules plates, multinucléaires, ressemblant plus à celles que l'on trouve limitant les kystes extra-ovariens, que les tumeurs kystiques de l'ovaire lui-même. Outre ces larges kystes, il y avait beaucoup de petits kystes groupés comme ceux des kystes multiloculaires de l'ovaire. La plus grande partie remplissait le bassin. Dans quelques places, les parois étaient minces comme une feuille de papier, et cependant on pouvait y distinguer des fibres musculaires mêlées de larges cellules.

On peut donc penser à un myo-sarcome de l'utérus.

Observation III.

Tumeur fibro-kystique de l'utérus, par M. Nünn.

M. Nünn présente à la Société pathologique de Londres les pièces provenant d'une opération, puis d'une autopsie.

M. A..., 36 ans, mariée, entre le 26 novembre dans les salles de M. Backer Brown. La malade est mariée depuis quatre ans, elle n'a jamais eu d'enfant. Il y a *six ans*, elle a noté pour la première fois une augmentation de volume de l'abdomen. Depuis cette époque, la tumeur a grandi entre ses règles, diminuant au contraire pendant leur cours normal. La malade assure qu'à ces moments elle urinait plusieurs pintes dans les vingt-quatre heures.

En mars 1859, elle a été ponctionnée, et on a retiré quatre pintes d'un liquide foncé. Sa taille mesure en circonférence, au moment où la tumeur est le plus volumineuse, 45 pouces, et quand elle l'est le moins, 37 pouces.

En l'examinant, on constate que la santé générale paraît ne pas être altérée, bien que le pouls soit faible.

On trouve une large tumeur multiloculaire qui est mobile, semble ovarienne, et remplit l'abdomen. Il existe une hernie ombilicale irréductible, du volume d'une petite orange, et que sa consistance pâteuse indique être épiploïque. Cette hernie n'existe que depuis un an. Par le toucher vaginal, on ne put trouver les ovaires, mais l'utérus semblait un peu allongé.

Opération. — 11 décembre 1862. Incision médiane, il s'écoule un peu de liquide d'ascite. Il se présente un kyste à paroi mince. En introduisant la main dans l'abdomen, M. Brown trouve des masses dures dans diverses directions, et constate que la tumeur a de telles adhérences généralisées, qu'il ne peut l'extirper. Il ponctionne le kyste qui s'est présenté le premier, et ferme le ventre avec des sutures d'argent.

Le 8 janvier, les sutures sont enlevées, et la plaie a un bon aspect.

Le 9, iruption brusque de liquide à travers le centre de la cicatrice, provenant évidemment du kyste ponctionné.

Pendant quinze jours, la malade fut bien, le kyste se remplit alors de nouveau, et la patiente recommença, comme avant l'opération, à vomir et à souffrir d'une grande anhélation. La malade s'affaiblit et mourut vingt-six jours après l'opération.

Autopsie. — La plaie était en mauvais état, le kyste ouvert était adhérent aux lèvres de la plaie ; une portion de la tumeur avait pénétré dans l'anneau ombilical, et s'y était si fortement étranglée, qu'on ne pouvait l'en faire sortir qu'en débridant l'anneau. Dans le pelvis plusieurs kystes remplis du même liquide, mais sans grandes adhérences. La totalité de l'épiploon est adhérente à la tumeur. Tous les autres organes sont sains.

En faisant une incision verticale à travers la cavité de l'utérus et la masse du kyste, on voyait que le fond de l'utérus était en continuité directe avec la tumeur, et semblait bifurqué, parce que la partie solide de la tumeur était séparée en deux parts, tout au voisinage de l'utérus, par des kystes de nouvelle formation.

Le péritoine de revêtement de l'utérus était retourné en arrière par dessous la partie solide de la tumeur, et déterminait une véritable constriction.

La totalité de la masse était située dans le tissu sous-péritonéal, adhérait à l'épiploon susjacent, dans lequel on pouvait trouver de petits nodules fibreux. Dans la paroi antérieure de l'utérus, sous le péritoine, était un petit nodule fibreux semblable en tout à une tumeur fibreuse, comme on les trouve souvent dans cette région. La grande tumeur était formée de masses de nodules, ou tumeurs arrondies, fibreuses d'apparence et de consistance, séparées par de larges kystes, dont quelques-uns contenaient un liquide purulent. Au microscope on trouvait toutes les apparences des myomes utérins.

Presque partout, on voyait de très petits espaces qui semblaient le commencement de kystes en voie de formation.

Les parois de l'utérus, près du fond, montrèrent à la coupe un grand nombre de trous béants qui étaient, ou le commencement de kystes semblables, ou la section des sinus utérins ; cette dernière hypothèse est probable, car une sonde s'y enfonçait à une grande profondeur. Nulle part on ne voyait le tissu d'une tumeur de mauvaise nature, excepté en un point, à la surface d'un large kyste purulent.

Dans cet endroit, l'examen microscopique révélait la présence d'un grand nombre de cellules rondes infiltrées entre les fibres et dont quelques-unes sont pourvues d'un large noyau, mais la manière graduelle avec laquelle le tissu, ramolli à la surface, reprenait ses caractères normaux en pénétrant dans la profondeur, sans ligne brusque de séparation, comme on l'aurait probablement trouvé dans le cancer, fait penser que cet état était l'effet de l'inflammation se propageant de la surface vers la profondeur.

C'est là un exemple de tumeur fibro-cystique partant du fond de l'utérus, et probablement du tissu sous-péritonéal surtout.

Observation IV.

Tumeur fibro-kystique de l'utérus. — Extirpation. — Mort, par Spencer Wells.

En juin 1864, je fus mandé à Dublin par le Dr Stokes, pour opérer sans délai une tumeur abdominale.

La malade, femme mariée âgée de 45 ans, est extrêmement amaigrie.

Dix ans auparavant, le Dr Stokes avait reconnu la présence de deux tumeurs, chacune du volume d'un œuf d'oie, et situées l'une au milieu du ventre, l'autre plus à droite. Leur accroissement fut lent, sauf pendant l'année dernière, où elles augmentèrent tout d'un coup.

L'abdomen est énorme ; il mesure 56 pouces de circonférence à l'ombilic. Du côté droit se trouve une masse plus proéminente.

L'ombilic est soulevé par une tumeur liquide, simulant une hernie. Au-dessus de l'ombilic la fluctuation est manifeste et le liquide semble libre dans la cavité péritonéale, recouvrant une tumeur demi-solide, sur laquelle on tombe en repoussant brusquement le liquide.

Quelques veines des parois sont dilatées mais non variqueuses. La tumeur semble adhérente à l'ombilic.

Le toucher vaginal fait reconnaître que l'utérus est élevé. Le museau de tanche est circulaire comme celui d'une femme qui n'a pas eu d'enfants. Le col est effacé et atrophié. Derrière et à travers les parois du vagin, on peut sentir une portion de la tumeur.

La cavité de l'utérus est de 3 pouces et demi.

Il y a un mois que les règles sont venues, mais elles étaient restées six mois sans paraître. Le dernier écoulement est en quantité ordinaire.

La jambe gauche est œdématiée et un peu faible. On n'a jamais fait de ponction.

Mon diagnostic fut : « Il y a dans l'abdomen une certaine quantité de liquide libre au-dessus de l'ombilic — liquide d'ascite ou d'ovaire ? — Sous l'ombilic, un large kyste pédiculé. »

On décida que je ferais une ponction au-dessus de l'ombilic. Si la tumeur paraissait adhérente, on la laisserait telle; si elle était libre, on l'enlèverait.

La malade endormie, la ponction donna 30 pintes d'un liquide clair, un peu visqueux.

Le liquide évacué, on promena la canule dans toutes les directions entre la tumeur et la paroi abdominale, ce qui prouva qu'il n'y avait pas d'adhérences. La canule fut retirée et la petite plaie fermée. Je fis ensuite une incision de 6 pouces à la paroi, ce qui nous montra que la tumeur était formée de deux kystes, séparés par une profonde dépression, et que je crus ovariens.

Je ponctionnai le côté gauche. Il sortit environ 10 pintes de sérum sanguinolent. En poussant la canule plus profondément, il sortit 3 pintes d'un liquide semblable, mais rouge.

La tumeur fut retirée ; on lui trouva deux attaches, l'une au-dessus, l'autre au-dessous de l'utérus. La première adhérence fut rompue, et deux vaisseaux sanguins furent liés. La partie gauche du pédicule fut transpercée par une corde de soie, liée en deux parties indépendantes, puis sectionnée.

Je décidai alors ce que j'avais à faire de la seconde tumeur de droite. Considérant son grand volume, sa solidité, ses connexions intimes avec le côlon transverse et l'épiploon, qui contenait d'énormes veines dilatées, de plus, la malade étant très faible, je me décidai à ne pas y toucher.

L'incision fut donc refermée et la malade portée dans son lit. Mais elle était très affaiblie, et malgré tous nos soins elle succomba très rapidement.

La tumeur a une forme irrégulièrement ovalaire, pesant 20 livres, et est surtout composée de parties solides. Dans le corps, sa position était très oblique, et sa face postérieure tournée à gauche.

Cette face postérieure est lisse, d'une teinte grise, marbrée çà et là par des traces d'inflammation. Elle est entièrement enveloppée par le péritoine, et bien que paraissant formée de tissu fibreux qui dans le centre forme un riche réseau, elle présente à sa surface des sortes de mailles fibreuses, dont quelques-unes ont 1 pouce de diamètre.

Sur les parties latérales se voient deux tumeurs plus grosses que deux oranges. Sur l'une on voit le pavillon de la trompe de Fallope gauche, qui se perd après un trajet de 6 pouces et demi. Avant sa terminaison, la trompe se dilate en un kyste transparent du volume d'une fève, sans communication avec le canal tubaire.

La face antérieure est beaucoup plus irrégulière, couverte de fausses membranes, épaisses, vasculaires, teintées en noir dans quelques points. Inférieurement et un peu à gauche, est le point de section, affectant la forme de deux facettes, unies par un petit pont de 2 pouces de long. Au-dessus se trouve le ligament de l'ovaire gauche, long de 3 pouces, qui se continue sur la ligne de démarcation avec l'ovaire, qui semble sain et contient un corps jaune. L'extrémité supérieure de la tumeur est convexe et contient de larges kystes ponctionnés. L'extrémité inférieure est irrégulière et n'a rien de particulier.

En faisant une section longitudinale, on voit que la tumeur était formée de tissu fibreux, disposé de différentes façons çà et là ; à différents stades de développement, parsemé de petites cavités de volume variable, et contenant un sérum plus ou moins transparent. En quelques points, le tissu est disposé en lames concentriques, d'où l'on peut facilement énucléer avec le doigt de petites masses du volume d'une noix à celui d'une pomme, et qui ont la structure des myomes utérins. Vers la partie inférieure, les masses semblaient en dégénérescence graisseuse; par points, elles sont calcifiées, mais sans structure nettement définie.

Partout le tissu est traversé par de gros vaisseaux sanguins, en quelques endroits par des kystes hématiques, du volume d'un grain de blé à un pois.

Le kyste le plus large est à la partie supérieure, et du volume d'une tête d'adulte. A sa face interne on voit les traces d'anciens cloisonnements. La partie la plus mince du kyste a un quart de pouce d'épaisseur, elle est lisse, glissante comme une membrane séreuse. Dans un point de la cavité est un nodule, qui à la coupe présente une capsule fibreuse, et dans son intérieur des globules huileux. De ce kyste part un conduit pouvant admettre un crayon, qui mène dans la tumeur adhérente au côté droit de la masse. L'autre tumeur de gauche est également creuse, mais sans aucune communication.

Les kystes renfermés dans la partie solide de la tumeur sont de capacité variable, jusqu'à plusieurs pouces de long. On ne peut séparer leur membrane d'enveloppe du tissu de la tumeur. Quelques-uns sont en communication les uns avec les autres par d'étroits conduits.

La tumeur qu'on a laissée dans le corps est constituée en partie par des kystes, et en partie par du tissu fibro-kystique. Le kyste qu'elle contient est sphérique. Il a environ 1 pied de diamètre. Il est adhérent à la paroi abdominale antérieure. Les parois, extrêmement minces en haut, semblent constituées uniquement par le péritoine, sillonnées cependant par de gros vaisseaux. Dans la partie inférieure, on peut diviser la paroi du kyste en trois couches : l'externe séreuse, la moyenne musculaire et l'interne revêtue d'épithélium.

Le pédicule est recouvert par la séreuse et est constitué de tissu musculaire lisse, creusé de deux ou trois petits kystes semblables à ceux trouvés dans le reste de la tumeur enlevée pendant l'opération.

L'utérus donnait naissance à la tumeur par son fond. Sa partie vaginale est atrophiée. Le corps de l'utérus est transformé en un long tube flexible, qui craque sous le doigt comme un mince parchemin, et de l'extrémité duquel partent la trompe et l'ovaire droits.

La cavité utérine est de 7 pouces ; celle du col, 3 pouces et demi. La plus grande largeur de l'utérus est près du fond, et atteint 3/4 de pouce. L'épaisseur des parois utérines semble normale.

Observation V.

Tumeur fibro-kystique suppurée. — Intestin ulcéré. — Mort, par Péan.

M. B..., 31 ans. Ventre volumineux. Tumeur à surface lisse, fluctuation obscure remplissant le bassin, remontant à l'épigastre. Peu de mobilité. En pinçant la paroi, on acquiert la certitude qu'elle est adhérente sur une grande étendue. Matité au milieu et sonorité dans les flancs, son moins clair au voisinage du bassin.

La tumeur a été ponctionnée il y a cinq semaines ; on a retiré 8 litres d'un liquide clair, et, à la suite, il y a eu une péritonite grave.

Opération. — Janvier 1855. — Incision du pubis à l'ombilic, parois vasculaires.

La tumeur est adhérente en haut avec l'épiploon; sur les côtés, surtout dans le flanc droit, avec des anses intestinales; dans le flanc gauche, avec l'épiploon. En bas, au niveau du bassin, des anses intestinales forment une couronne à la tumeur.

Ponction de la tumeur. — Il sort un liquide complètement purulent. On procède à l'extirpation en masse. Décollement des adhérences épiploïques. Les anses intestinales sont adhérentes par leur feuillet séreux. En ce point le péritoine est épaissi, d'un rouge vif, gorgé de sang, très enflammé.

En tirant sur la tumeur, elle se déchire. La cavité du kyste ponctionné il y a cinq semaines est ouverte, elle est complètement suppurée ; sa membrane interne est pulpeuse et couverte de fausses membranes. Des gaz à odeur infecte se dégagent. Cette cavité est vidée et épongée.

Les dernières adhérences à l'épiploon sont rompues ; quant à l'intestin, il est détaché par une section légère exercée sur la tumeur. Le fibrome est ensuite sorti du ventre. Il a une forme hémisphérique, présente un gros prolongement qui va s'insérer sur la face postérieure de l'utérus, près de son fond. Immédiatement une ligature est jetée sur le prolongement qui est coupé. Une deuxième ligature est jetée plus près de l'utérus, et la seconde partie du myôme est réséquée au voisinage de l'utérus. Les dernières tranches enlevées montrent un noyau fibreux enveloppé par une coque bien distincte formée par la muqueuse utérine.

Au moment de refermer le ventre, l'intestin se rompt pendant qu'on le réduit. Des matières fécales en coulent. C'était une anse d'intestin grêle qui s'était ulcérée sur une longueur de 1 centimètre. On le suture en faisant l'adossement des surfaces séreuses. Une seconde anse, également ulcérée, est suturée de même. Sur une troisième, on trouve une menace de perforation ; on fait la suture.

On saisit ensuite dans une ligature métallique l'ovaire gauche, qui était flottant dans le ventre. A côté sont la trompe, d'un rouge violacé, distendue par un kyste sanguin, et du volume d'un gros œuf. L'extrémité externe, contenant le kyste, est comprise dans la même ligature que l'ovaire. On excise ce qui est au-dessus. Le moignon est ensuite renversé près de la surface de section du fibrome, et est fixé à l'angle inférieur de la plaie, comme un pédicule de kyste.

La suture fut faite au moyen de trois anses profondes et huit points superficiels.

L'opération a duré deux heures et demie.

Examen de la tumeur. — C'est un fibrome dans lequel on peut distinguer trois parties : une supérieure, creusée d'une vaste cavité kystique, dont la paroi ramollie et friable n'a pas plus de 1 centimètre d'épaisseur. C'est elle qui a d'abord été ponctionnée et qui a donné un liquide clair. A la suite de la ponction elle s'est enflammée et est devenue purulente. L'inflammation a désagrégé le tissu fibreux, du pus s'est formé. Le tissu du myôme dissocié représente une masse spongieuse, qui laisse facilement écouler une sérosité mêlée de pus. A mesure que l'on avance dans la tumeur, on voit que le tissu qui la forme a conservé les caractères des fibromes. Tout à fait au centre, on trouve un tissu fibreux, bien net et remarquablement dur. C'est là ce que nous désignons comme la troisième partie de la tumeur. La troisième est représentée par ce prolongement étendu transversalement, du corps fibreux hémisphérique supérieur, à la face postérieure de l'utérus. Ce prolongement est du tissu fibreux très dense, dont la disposition est à couches concentriques. Enfin au voisinage de l'utérus le fibrome est enveloppé par une coque muqueuse que lui fournit la matrice. Si bien que, au point où était la ligature définitive, un petit noyau est resté au-dessous du fil.

Mort de péritonite.

Observation VI.

Tumeur fibro-kystique du fond et de la paroi antérieure de l'utérus, par M. Péan.

Ventre très volumineux et régulièrement globuleux. La tumeur remonte jusqu'à l'épigastre. Peau et vascularisation normales, surface de la tumeur lisse et unie, mais la consistance n'est pas uniforme. Plus dure et non fluctuante dans la moitié droite ;

manifestement fluctuante dans la moitié gauche. Matité générale s'étendant jusque dans les flancs, où elle est brusquement remplacée suivant une ligne convexe en haut, par un son clair. Parois abdominales non adhérentes à la tumeur. Vessie entraînée audessus du pubis et oblique d'avant en arrière. Opération le 15 décembre 1874.

Incision du pubis à 4 centimètres de l'ombilic, intéressant un pannicule graisseux épais, veines volumineuses. Le péritoine incisé; on tombe sur un feuillet cellulo-vasculaire épais de 4 millimètres environ, et qui adhère intimement à la tumeur. On l'incise ; la tumeur a l'aspect d'un fibrome, une ponction ne donne pas de liquide.

L'incision des parois est prolongée en haut. Décollement du feuillet cellulo-vasculaire, qui forme une coque d'enveloppe complète à la tumeur ; ce décollement montre que les vaisseaux vont perpendiculairement de la coque à la tumeur. On les pince et on les rompt.

La tumeur est dénudée, on la traverse par deux fils métalliques pour former des anses de traction. Une première ligature est placée pour commencer le morcellement. L'aiguille qui conduit le fil tombe sur une cavité kystique. Un jet de liquide très citrin et très transparent s'échappe. La partie est liée et la portion de la tumeur est excisée au voisinage du tissu utérin.

Avant de commencer le morcellement du reste, les cavités kystiques sont vidées successivement. D'abord, une grande loge occupant le côté gauche, tandis que la partie droite était uniquement du tissu fibreux.

Le liquide est d'un beau jaune citrin, exceptionnellement limpide ; il s'écoule quatre ou cinq litres. Mais à mesure que l'on arrive vers le fond, le liquide change ; il perd de sa transparence, devient plus foncé, puis noirâtre. Il contient du sang et des grumeaux grisâtres, comme du mucus. La tumeur est réduite de volume. On détache la coque celluleuse, on passe quatre forts trocarts d'acier en croix, puis on jette au-dessous une ligature en masse qui effectue le morcellement de toute cette partie de la tumeur.

La tumeur se rétrécit brusquement au moment où elle atteint l'utérus, elle est supportée par une sorte de gros pédicule qui est l'utérus volumineux. En détachant la tumeur en arrière, on trouve de grosses veines volumineuses comme une plume d'oie. L'entraînement de la vessie en haut devient une complication. Depuis que la coque celluleuse de la tumeur est détachée, la vessie, qui y tenait, tend à faire hernie hors du ventre.

Quand la coque est définitivement détachée, deux broches de fer sont placées en croix dans l'épaisseur du corps de l'utérus. Une ligature définitive est fixée au-dessous et le reste du fibrome est détaché.

Pendant ce temps les intestins sont restés cachés par la coque fibreuse, et n'ont pas été vus.

La plaie abdominale est fermée par des points de suture, qui comprennent une partie de la coque celluleuse étalée dans l'abdomen. Une partie de cette coque est placée autour du moignon de l'utérus qui est maintenu à la partie inférieure de la plaie.

Examen de la tumeur. Elle est divisée en deux moitiés à peu près égales : la droite complètement fibreuse, formée d'un tissu fortement infiltré ; la gauche creusée d'un large kyste communiquant par son fond avec de nombreuses géodes, formées de cavités anfractueuses, incomplètement cloisonnées, et contenant une matière grisâtre, sans consistance, analogue à du mucus.

En avant, et formant une légère proéminence, le fond de l'utérus hypertrophié, épais de 3 centim. 1/2. La tumeur paraît s'être développée principalement aux dépens du fond de la paroi postérieure de l'organe. Elle est assez régulièrement globuleuse, et ne se rétrécit pas en bas suivant une circonférence régulière. Au niveau du fond de l'utérus d'où elle émane, la tumeur est complètement solide, composée de tissu comme un myôme.

La guérison fut complète en trois semaines.

Observation VII.

Tumeur fibro-kystique de l'utérus, par M. Péan. — Leçons de clinique chirurgicale. — Résumé.

Deux enfants. Début mal déterminé : diagnostic porté six mois avant l'opération. Incision contournant l'ombilic (hernie) et le dépassant de 7 centimètres. Coupe des parois épaisses de 7 centimètres et très vasculaires. Ascite 3 litres. Sur la face antérieure de la tumeur, une grande loge fermée par une paroi fibreuse très friable, de couleur feuille morte. Cette loge ponctionnée donne 8 litres de liquide hématique bien fluide. Adhérences pariétales généralisées dans toute la moitié droite et des plus solides, d'un blanc nacré, lisses, et de nature inflammatoire. De ce côté, la tumeur envoie un diverticulum jusqu'au niveau du foie ; cette portion du sac est si adhérente, qu'après la ponction on dut se décider à laisser un lambeau de paroi kystique qui ne fut détaché tout à fait qu'à la fin de l'opération. Pas d'adhérences pariétales à gauche. Adhérences très étendues du grand épiploon sur la face antérieure et supérieure de la tumeur. Au niveau la paroi kystique est si ramollie et si friable que toute traction ou tout pincement sont impossibles. Il fallut donc lier l'épiploon, et exciser sa portion adhérente pour le libérer.

Une large frange épiploïque adhère sur la face externe gauche de la tumeur et assez bas. Elle est désunie par arrachement et la surface saignante pincée. L'extrême friabilité du sac rendait son extraction fort difficile. Pour y parvenir, la main fut engagée au-dessous de lui du côté gauche, la tumeur fut soulevée, puis doucement renversée à droite. A ce moment, on constate que le grand épiploon, adhérent en arrière, recouvre et enserre la tumeur.

Cette adhérence est trop étendue, trop solide, trop fournie de gros vaisseaux pour qu'on puisse tenter le décollement : ligature en masse de l'épiploon et excision. On peut ainsi dégager la partie supérieure du sac ; mais on trouve dans le fond du bassin trois masses solides, une médiane et antérieure du volume d'un œuf d'autruche, logée derrière le pubis, de structure aréolaire ; deux masses latérales, également aréolaires, mais très denses, et comblant la cavité pelvienne. On les dégage successivement sans difficulté, car elles n'adhèrent pas au péritoine pariétal. On découvre alors l'implantation de la tumeur. Elle se fait sur le fond de l'utérus et un peu dans le cul-de-sac utéro-rectal, par un cône tronqué d'apparence fibreuse, à base supérieure. On lie ce pédicule, et une petite portion du fond de l'utérus en deux moitiés. Le moignon a été fixé, à la fin, à l'angle inférieur de la plaie, à côté de lui les surfaces de l'épiploon liées et réséquées.

L'ovaire droit étant atrophié, le gauche normal, ils furent conservés.

Franchement kystique et fibreuse dans sa partie supérieure aréolaire, par les masses qui entouraient sa base, la tumeur présentait au voisinage de son implantation des parois de couleur rouge, d'apparence musculaire, parcourues par de gros tissus veineux. Au fond de la grande loge qui fut ponctionnée, se trouvait une stratification de caillots sanguins vieillis, de couleur et de consistance analogue à du méconium.

Mort par septicémie.

Observation VIII.

Extirpation d'une tumeur fibro-kystique de la matrice, du poids de 14 kilogr. — Guérison, par M. Kœberlé. — Résumé.

Mademoiselle O..., de Wiesbaden, 34 ans, souffre depuis quelque temps des symptômes d'une compression pelvienne sur le rectum. Le ventre est distendu par une tumeur arrondie, en partie très dure, en partie fluctuante, formée de loges plus ou moins larges.

L'excavation pelvienne est envahie par une tumeur qui descend jusqu'à 3 centimètres de la vulve. Cette tumeur fait corps avec la partie postérieure du col utérin qui est refoulé à gauche et en avant contre la face postérieure du pubis. Le cathétérisme utérin est impossible à cause de l'étroitesse de l'orifice de l'hymen.

Deux ponctions dans les deux plus grandes loges fournirent 3 litres de liquide séreux, riche en cholestérine. Je diagnostiquai une tumeur fibro-kystique de l'utérus. Le facies de la malade, le teint coloré, la consistance de la tumeur très dure en plusieurs points, la nature du liquide extrait par la ponction, la résistance de la tumeur intra-pelvienne, ses rapports avec le col militaient en faveur d'une tumeur fibro-kystique de l'utérus.

Opération. — Le 31 août 1868. — Incision de 30 centimètres allant jusqu'à 3 centimètres de l'appendice xiphoïde. Des ponctions sont pratiquées dans une dizaine de loges, et ramènent 4 litres de liquide. La tumeur est attirée au dehors.

Le fond de la matrice et son col étaient indépendants de la tumeur. La portion intra-pelvienne de la tumeur est comme le pédicule de celle qui la surmonte.

On place une ligature de fil de fer sur la base de la tumeur. Cette ligature avait primitivement 10 centimètres de diamètre, et laissait le corps de l'utérus en dehors. Elle fournit un plan incliné, obliquement dirigé en bas et en avant.

L'utérus ne semble pas malade, ni les ovaires. La tumeur utérine adhère à toute la paroi abdominale du bassin, elle s'affaisse par la ponction. Je pus m'assurer que sa base descendait dans le fond du cul-de-sac recto-vaginal. Sa partie antérieure adhérait à la face postérieure du vagin et de l'utérus.

Je plaçai une seconde ligature de fil de fer pour parer à une hémorrhagie ; une adhérence utérine fut liée avec un fil de soie et abandonnée comme ligature perdue. Un serre-nœud fut placé et le pédicule lié.

L'ablation de la tumeur avait laissé la matrice intacte. A la partie moyenne du corps de l'utérus correspondait la ligature en masse des gros vaisseaux, qui avait près du volume du doigt.

On fit une suture de 22 centimètres de longueur. L'opération avait duré 2 heures et demie. On peut évaluer la perte de sang par les adhérences pelviennes à 1 kilogr. 1/2, ce qui affaiblit beaucoup la malade.

Le serre-nœud plongeait à 8 centimètres dans la cavité du bassin.

2e *jour*. — Écoulement par la plaie de 100 grammes de sérosité, extraite par la sonde.

3e *jour*. — Ventre plat et indolent, suintement de liquide dans l'angle inférieur de la plaie. Écoulement sanguinolent par le canal génital, provenant de la congestion utérine consécutive à l'opération.

5e *jour*. — Suintement noir très abondant, en partie hémorrhagique, par la plaie. On enlève les points de suture profonde.

8e *jour*. — Le serre-nœud qui plongeait à 8 centimètres de profondeur est enlevé, il est remplacé par un tube de verre.

27e *jour*. — Enlèvement du tube de verre. Un petit abcès s'ouvre sans accident, dans le vagin.

29e *jour*. — La malade est guérie.

Examen de la tumeur. — Elle était composée de deux parties, l'une abdominale, l'autre pelvienne, pesant ensemble 14 kilogr. Ces deux masses rappelaient assez bien, à première vue, la conformation des kystes multiloculaires de l'ovaire. L'une et l'autre étaient constituées par une multitude innombrable de loges et de sinus dont la capacité variait de 1 à 2 décimètres de diamètre jusqu'à quelques millimètres seulement. La plupart des cavités étaient contiguës et séparées par des cloisons très minces, incomplètes, ce qui donnait à la masse un aspect aréolaire analogue à l'éponge.

D'autres, au contraire, étaient isolées au milieu d'une couche épaisse et très dense de tissu fibroïde. Un grand nombre d'entre elles communiquaient par des canaux irréguliers, plus ou moins dilatés sur divers points de leur trajet.

Le liquide contenu dans ces cavités, à l'exception de deux loges qui avaient été ponctionnées avant l'opération, et où l'on rencontrait des caillots sanguins, était limpide, citrin, analogue à de la lymphe et se coagulait spontanément comme elle au contact de l'air. Le coagulum était presque exclusivement composé de fibrine.

Ces kystes sont probablement dus à des ectasies lymphatiques, provoquées par la compression du néoplasme sur le réseau lymphatique de l'utérus. Chose digne de remarque, ce liquide, qui se coagulait si rapidement quand il était exposé au contact de l'air, conserva sa fluidité jusqu'au surlendemain dans les loges demeurées intactes après l'opération. Il se prenait encore en masse dès que ces loges étaient ouvertes.

La coagulation spontanée et la séparation progressive de la fibrine sous forme de caillot flottant dans la sérosité rendent compte des aspects variés que le liquide peut présenter dans ces tumeurs suivant l'époque de l'examen.

Les veines étaient très dilatées, variqueuses, énormes.

L'analyse microscopique démontra que la masse solide de la tumeur était composée de fibres-cellules, de dimension variable, et plus ou moins granuleuses. On y rencontrait aussi quelques capillaires sanguins épars au milieu de la trame fibro-celluleuse. La structure était, en un mot, identique à celle des corps fibreux de l'utérus.

Observation IX.

Tumeur fibro-kystique de l'utérus du poids de 4 kilog. 1/2. — Ablation d'une partie de l'utérus. — Mort, par Kœberlé, in Th. Caternault.

M. G..., 36 ans, est affectée depuis six ans d'une tumeur abdominale que l'on regarde comme ovarique. La médication iodée reste sans effets. La santé est bonne, la menstruation régulière; mais il y a des métrorrhagies. Dans les intervalles des époques, il s'écoule par le vagin, une ou plusieurs fois par jour et par flots, un liquide filant, transparent, albumineux.

La tumeur est assez régulièrement arrondie, d'une consistance variable, subfluctuante en quelques points. Elle paraît sans adhérences avec la paroi abdominale.

De chaque côté du ventre existent des bruits de souffle vasculaire et des pulsations. Pas d'ascite appréciable.

Le col de la matrice est sain, mais dévié à gauche, et son orifice est un peu dilaté. Il n'est pas sensiblement entraîné, quand on soulève la tumeur par l'abdomen.

Un hystéromètre pénètre à 12 centimètres. La circonférence du ventre est de 98 centimètres. La profondeur de la cavité utérine, l'état du col, le développement, la consistance de la tumeur, le bruit de souffle fournirent un ensemble de symptômes qui indiquaient une tumeur fibreuse de la matrice. Son extirpation devait entraîner l'amputation sus-vaginale de l'utérus.

Opération. — 19 décembre 1863. — Incision de 25 centimètres. Découverte de la tumeur sans adhérences. Toute la matrice, mais surtout le fond, sont distendus par des tumeurs fibreuses, mollasses, entremêlées de collections séreuses. Les ligaments larges sont en grande partie envahis. Les trompes et les ovaires sont sains. Il est impossible d'arriver d'emblée au col de la matrice, pour le traverser avec une aiguille avant d'avoir lié et sectionné les ligaments larges.

Le ligament large fut traversé le plus bas et le plus près possible de la tumeur, par une aiguille, suivie d'un fil de fer qui fut confié à un aide après l'avoir engagé dans un serre-nœud. Il était destiné à arrêter une hémorrhagie du côté de la tumeur, après la section des vaisseaux. Malheureusement la vis du serre-nœud n'avait pas été serrée. Quand on coupa le ligament large d'un coup de ciseaux, croyant agir en toute sécurité, il jaillit un flot de sang. Et avant qu'on eût eu le temps de saisir la partie coupée du ligament large, qui s'était en grande partie échappée du serre-nœud, il s'était produit une hémorrhagie considérable.

On réussit cependant à l'arrêter par des ligatures. Pour terminer ensuite promptement l'opération, la tumeur fut embrassée à sa base, par une anse de fil de fer prise dans un grand serre-nœud.

La tumeur fut ensuite fendue, le contenu fut vidé, en serrant progressivement la ligature. Toutes les masses fibreuses étant ainsi extraites du bassin qu'elles remplissaient, tout ce qui dépassait la ligature fut excisé. Les ovaires étaient restés sous le pédicule et au-dessous de la ligature.

Les masses fibreuses extirpées pesaient 4 kil. 1/2. Elles étaient mêlées de collections séreuses. La plaie fut refermée en maintenant le serre-nœud et le pédicule dans l'angle inférieur. L'opérée, très affaiblie par la perte de sang qui continua encore à suinter longtemps, mourut dans la journée suivante.

Observation X.

Tumeur fibro-kystique de l'utérus. — Extirpation. — Mort, par Routh.

Madame A. C..., 26 ans, mariée depuis cinq ans, pas d'enfants, une fausse couche. L'abdomen a commencé à grossir depuis dix-sept mois. Les règles ont été régulières, pas de métrorrhagie. Depuis six mois, l'abdomen grossit rapidement et devient irrégulier. La marche est si pénible que la malade est forcée de s'arrêter au bout d'un quart d'heure.

Examen de l'abdomen. — L'abdomen est très distendu et irrégulier. Les hypocondres, et surtout le gauche, sont énormes. La région ombilicale est déprimée, l'ombilic est même un peu enfoncé. La tumeur monte de chaque côté jusqu'aux côtes, remplit les deux hypocondres et les deux fosses iliaques. Les régions lombaires à la face postérieure sont sonores à la percussion. Partout ailleurs il y a de la matité. On perçoit une fluctuation manifeste dans les deux régions lombaires en avant, en déprimant profondément, mais la fluctuation passe facilement d'un côté à l'autre. Ces deux poches fluctuantes semblent réunies à la région ombilicale, mais s'étendent un peu plus sur le côté droit, par un pont de matière dure, rigide, dans lequel on ne peut trouver aucune fluctuation. Il n'y a de souffle nulle part, seulement une transmission des bruits cardiaques. Toute la masse est mobile des deux côtés, surtout à droite.

Examen vaginal. — Le vagin est étroit, mais long. L'orifice du col est difficile à trouver, il est situé derrière la tumeur du côté droit. Le col est petit, mais l'hystéromètre pénètre à une profondeur normale, et se dirige à droite. L'utérus est peu mobile, mais les mouvements de la tumeur ne lui sont pas communiqués. Toute la cavité pelvienne est occupée par une masse dure, plus mobile à droite qu'à gauche. Du côté droit, les mouvements de la tumeur communiqués par l'abdomen sont facilement sentis par le doigt introduit dans le vagin, mais, à gauche, le mouvement est moins bien senti.

On porta le diagnostic de tumeur kystique probablement de l'ovaire gauche, mais, en raison du pont de substance fibreuse qui unissait les deux kystes, on émit l'opinion de tumeur fibro-kystique de l'utérus.

Opération. — Incision sur la ligne médiane de l'ombilic, à 4 centimètres du pubis. La tumeur est en partie retirée, sauf à gauche. Ponction du kyste droit, il sort 3 onces de pus. Adhérences gauches difficiles à vaincre, le kyste est complètement vidé. Deux parties du mésentère qui saignaient sont touchées avec le cautère actuel et replacées dans le ventre, la plaie est fermée et la malade reportée dans son lit.

La malade a eu une hémorrhagie par la partie inférieure de la plaie et une syncope.

Mort au bout de deux jours.

Autopsie. — 8 onces de sang dans le péritoine. Dans le kyste ponctionné, 4 onces de sang fraîchement épanché.

Plusieurs kystes unis entre eux et placés autour du fond de l'utérus, et de sa face antérieure.

L'utérus est élargi, surtout dans sa corne gauche. Le kyste droit contient 6 onces de sang pur, le reste est du pus. Caillot volumineux. A la paroi interne des kystes, on trouve de fortes bandes de trabécules de tissu fibreux supportant des vaisseaux volumineux. Les veines des parois sont variqueuses et forment presque des plexus.

Les ovaires sont perdus dans la masse. Les adhérences sont presque nulles, et s'étirent comme des cordes résistantes. L'utérus est ouvert, s'est allongé de 2 centimètres environ. Dans sa partie gauche est un fibrome, qui amincit la paroi qui le contient. La cavité interne ne communique pas avec les kystes, mais il est manifeste que le fond de l'utérus est intimement lié au kyste le plus voisin, et que les kystes sont sortis du même tissu, les parois de l'utérus.

Le kyste vidé pendant l'opération est rempli de sang, qui a coulé en partie dans le péritoine. La source de l'hémorrhagie est dans les veines variqueuses de la surface, dans un point, quelques centimètres au-dessous de la ponction du trocart. La surface du péritoine a quelque chose de spécial. Dans le milieu est une petite rupture, à travers laquelle le sang a coulé dans la cavité péritonéale, après avoir probablement rempli le kyste. Dans le kyste qui n'a pas été ouvert, on trouve du sang et du pus mélangé.

Les veines et les vaisseaux, en général dans les parties du mésentère qui ont été cautérisées, sont généralement larges, et quelques-unes du volume du petit doigt. Ces deux morceaux de mésentère ressemblent à du parchemin humide.

Observation XI.

Volumineux kyste de l'utérus. — Kystes secondaires dans les parois, pris pour une tumeur de l'ovaire. — Gastrotomie, par Atlée.

En octobre 1859 je fus appelé en consultation auprès de madame A. S..., femme de 42 ans, très énervée et d'une santé très épuisée. Les règles venaient régulièrement, douloureuses et profuses surtout dans les commencements. Elle se maria à 27 ans, eut quatre enfants, dont le plus jeune a 4 ans. Depuis le commencement de sa tumeur les règles viennent régulièrement, mais très abondantes. Depuis plusieurs années elle a des attaques de douleurs avec sensation de pésanteur, et au moment où je la vois, ces sensations sont constantes.

Elle remarqua pour la première fois un gonflement dans la partie gauche du bas-ventre, en octobre 1858. Un médecin constata que la tumeur était du volume d'un œuf d'oie, élastique et mobile. Il prescrivit un liniment et la malade crut remarquer une légère diminution.

En mars 1859, elle se crut enceinte et s'imagina sentir des mouvements jusqu'au 1er mai ; à partir de ce moment tout mouvement disparut. On crut que l'enfant était mort, et qu'il était resté dans la cavité utérine, depuis ce temps jusqu'à ma visite.

Parmi beaucoup de suppositions son médecin pensa qu'il avait affaire à une hydropisie utérine ; en conséquence il essaya d'introduire une sonde dans l'utérus pour évacuer le liquide, mais en pénétrant dans l'orifice du col, il ne ramena que du sang et s'arrêta. Il pensa encore qu'il se trouvait probablement en face d'une mole hydatique de l'utérus.

Pendant tout ce temps, la tumeur avait rapidement augmenté de volume. Quand je vis la malade, elle mesurait 44 pouces de circonférence à l'ombilic ; 24 du sternum au pubis, et 26 pouces entre les deux épines iliaques antérieures. L'appendice xiphoïde, porté en haut par la tumeur, formait avec la normale un angle de 55 degrés.

L'abdomen avait une forme assez régulière dans toutes les positions du corps. A la percussion il y avait de la matité partout, excepté dans la partie supérieure de la région épigastrique. On ne trouvait pas d'inégalités dans l'abdomen, qui offrait partout une fluctuation franche.

L'utérus était refoulé vers le sacrum. L'hystéromètre y pénétrait à 2 pouces 3/4. La malade avait ses règles quand je la vis. Comme nous avions tous les signes d'un kyste uniloculaire, je pensai de suite que nous avions affaire à une tumeur ovarienne, mais toutefois je dis que tous les doutes ne pouvaient être levés que par une ponction.

Un nouvel examen jeta plus de lumière sur ce cas si obscur, et donna à la malade l'espoir d'une guérison, et elle se décida à subir une opération.

La tumeur fut enlevée en octobre 1859. Pendant l'opération il s'échappa 2 pintes d'un liquide clair, jaunâtre, venu évidemment du péritoine; 30 pintes d'un liquide brun venu d'un vaste kyste; et 3 ou 4 pintes d'un liquide de teinte claire venu d'un kyste appendu à la paroi du grand.

Ces deux liquides étaient lourds, denses et très collants.

Les parois du kyste sont minces et membraneuses; elles ont l'aspect du péritoine épaissi.

Le pédicule était fort court, presque sessile, épais et charnu, partant de l'utérus, et en tout semblable à celui d'une tumeur fibreuse, paraissant constitué par une expansion du tissu utérin lui-même.

Le point d'implantation du pédicule était dans le fond et à gauche, immédiatement au devant de l'origine de la trompe de Fallope. Il n'avait aucune connexion avec l'autre ovaire. Le corps de l'utérus et les deux ovaires étaient sains.

Un spécimen du liquide du grand kyste fut recueilli et donné au Dr Drysdale pour l'examiner, sans lui dire la nature de la maladie. Il annonça que ce n'était pas un liquide ovarien sur les indices suivants :

« Après un repos de quelques heures le liquide s'était séparé en deux parties, un caillot remplissait les trois quarts du vase et un liquide clair, coloré en rose et très mobile. Examen chimique : densité 1020, réaction alcaline. La partie qui surnageait se coagulait par la chaleur, on la regarda comme du sérum.

« Au microscope, un examen prolongé et minutieux ne fit reconnaître que des globules sanguins. »

Observation XII

Tumeur fibro-kystique de l'utérus, du poids de 14 livres. — Dr Chambers.

M. B..., 36 ans, a joui d'une bonne santé jusqu'à ces cinq dernières années. Ses règles, qui avaient été régulières, commencèrent à devenir plus abondantes. Depuis trois ans, elles duraient de quatorze à seize jours, toujours accompagnées de grandes souffrances et suivies d'une abondante leucorrhée. Elle subit plusieurs traitements, mais sans aucun effet utile. En 1876 on tenta les injections hypodermiques d'ergotine, qui eurent pour effet de réduire ses époques de seize à six jours environ; mais le volume de l'utérus, qui mesurait plus de 20 centimètres et atteignait les côtes flottantes à droite, ne fut aucunement diminué. En 1878 les règles étaient devenues beaucoup plus abondantes et plus douloureuses. L'utérus était complètement sorti du bassin, et la sonde pénétrait à 21 centimètres dans l'ancienne direction. L'utérus qui autrefois était libre et mobile était maintenant fixe, et accompagné d'une tumeur élastique qui occupait le côté gauche de l'abdomen.

Quelle était la nature de la tumeur? Un kyste de l'ovaire ou une tumeur fibro-cystique de l'utérus.

On fit une incision exploratrice. On ne trouva pas d'adhérences, mais on éprouva des difficultés dans l'ablation de la tumeur.

Le pédicule était extraordinairement large, près de 18 centimètres en longueur et près de 12 en épaisseur. Il fut transpercé deux fois et lié en quatre parties séparées. Mais, après que la tumeur eut été détachée, les tissus se vidèrent du sang qu'ils contenaient, de telle sorte que le fil qui, quelques minutes auparavant, semblait suffisamment serré, devint si lâche que le doigt pouvait facilement passer au-dessous. On fut obligé de le lier de nouveau. Les bouts du fil furent maintenus à l'angle inférieur de la plaie.

La malade s'éteignit au bout de vingt-six heures. Le seul phénomène remarquable fut une miction sanguinolente.

Autopsie. — Plaie abdominale commençant à se fermer. Pas de péritonite, pas d'hémorrhagie. Le pédicule va de la ceinture osseuse du bassin jusqu'au côté gauche de la colonne lombaire, poussant des prolongements vers le rein gauche et la vessie.

La vessie est allongée, tirée en haut par la tumeur, prenant la forme d'une cavité conique. La vessie était entourée en partie par la tumeur, et si intimement qu'on n'avait pu la distinguer pendant l'opération; il en résultait qu'une petite partie de la vessie fut prise dans la ligature. La vessie n'était pas enflammée.

Description de la tumeur. — La tumeur est formée de l'utérus hypertrophié, et d'une partie des ligaments larges et d'une tumeur située entre les lames du ligament large gauche. L'utérus forme une masse globuleuse de 12 centimètres en longueur à l'intérieur. La partie gauche de l'utérus est fixée à la tumeur qui pénètre dans sa cavité. La cavité utérine est elle-même déplacée à droite. Le tissu de la tumeur est en continuité avec le corps de l'utérus, et n'en est séparé par aucune enveloppe. La tumeur semble saillir irrégulièrement du corps de l'utérus. Dans la partie inférieure, au point d'attache, l'épaisseur de l'utérus est, par points, de 4 centimètres.

Les ovaires et les trompes sont sains.

La tumeur du ligament large n'est pas immédiatement fixée à l'utérus, mais elle est en continuité de tissu avec lui, mais d'une texture plus lâche.

Dans la partie supérieure est un kyste de 8 centimètres. Il n'a pas de parois isolables mais il est traversé par un grand nombre de tractus fins de tissu conjonctif. On en voit un à la base de la tumeur et un grand nombre de la même nature sur la surface de section. Ces cavités contiennent un fluide rougeâtre, qui forme un volumineux caillot. Il contient une grande quantité d'albumine. Il ne contient ni *paralbumine* ni mucine.

Au microscope il contient des cellules de forme allongée, des hématies et des leucocytes. C'est là le liquide qu'on trouve habituellement dans les tumeurs fibro-cystiques.

Le tissu de la tumeur est mou et d'apparence gélatineuse, mais il se tient à la section et l'on ne peut en obtenir ni suc laiteux, ni cellules en raclant la surface.

Les coupes histologiques montrent que sa structure est celle d'un fibro-myôme contenant de nombreux espaces vides entre les plans de tissu de la tumeur. Dans quelques points la production de volumineux noyaux est répandue.

A l'examen histologique, on voit sur une coupe de nombreux espaces tapissés d'une mince membrane très délicate, pourvue de noyaux à intervalles irréguliers. Ce sont évidemment les noyaux de l'endothélium. Quant aux espaces eux-mêmes, ce sont non pas des embryo-kystes, mais des sinus veineux très minces, et entièrement dépourvus de tunique musculaire ou fibreuse.

Observation XIII

Volumineuse tumeur fibro-kystique de l'utérus. — Incision abdominale exploratrice, par M. Thorburn.

Une dame G., 48 ans, veuve, entrée le 11 décembre 1877 à l'hôpital royal de Manchester, pour une tumeur de l'abdomen. Elle a eu six enfants, dont le plus jeune a 20 ans. Menstruation régulière, jusqu'aux derniers neuf mois qui ont précédé son admission, à ce moment elle s'est suspendue. La tumeur a été reconnue pour la première fois, il y a deux ans. Elle a grandi insensiblement jusqu'en juin 1877 ; à partir de ce moment elle a grossi rapidement. Dernièrement, dysurie considérable, et à un moment œdème de l'extrémité de la jambe gauche. En examinant on trouvait une vaste tumeur dépressible, uniforme, et fort peu mobile. On trouvait de la fluctuation dans le côté gauche seulement, tandis que le droit est solide et dur. Le toucher vaginal faisait reconnaître une large masse dans la partie postérieure de l'utérus, et la sonde pénétrait à quatre pouces et demi dans la cavité utérine.

Paracentèse est faite le 3 novembre, et de nouveau le 15 décembre. Dans la première ponction, on retira 6 pintes et dans la seconde 19 pintes de sérum d'une couleur grisâtre, laissant un léger dépôt purulent, Le liquide évacué, on trouvait une vaste tumeur solide, à contours distincts, remontant au-dessus de l'ombilic, occupant le centre de l'abdomen et descendant dans la cavité pelvienne.

On porta le diagnostic de tumeur fibreuse de l'utérus, avec un kyste contenant du liquide, soit d'un kyste ovarique distinct, soit dépendant de la tumeur ovarique. On se détermina, en conséquence, à faire une incision exploratrice, dans l'intention de l'extirper, s'il faisait partie d'une tumeur ovarienne, comme son grand volume le faisait supposer. Si, au contraire, il faisait partie d'une tumeur fibro-cystique, on devait l'abandonner comme inopérable.

Le péritoine est ouvert le 14 février, avec les précautions de Lister. En introduisant la main pour faire une exploration de l'abdomen, le chirurgien trouva le kyste et les parties solides de la tumeur, en continuité de tissu et inséparables, partant de l'utérus et indépendants des ovaires.

Le kyste était multiloculaire. On ouvrit plusieurs kystes de petites dimensions, et on évacua une pinte et demie de liquide. On jugea la tumeur inopérable, le ventre fut suturé, on plaça un tube à drainage en caoutchouc dans le plus large tube ouvert.

Pansement de Lister. — La plaie fut pansée pour la première fois le 10 juin ; la guérison fut complète en dix-huit jours. On ponctionna une autre fois le 29 mars. La malade ne mourut pas.

Observation XIV.

Tumeur fibro-kystique de l'utérus. — Opération. — Guérison, par M. Flechter.

Anne S., 40 ans, trois enfants, et quatre fausses couches. Menstruation a cessé depuis 6 mois. État général satisfaisant, mais teint pâle. Tumeur sentie il y a un an dans le flanc droit. La tumeur est mobile, facile à déprimer, fluctuante. Du côté gauche, on sent une masse solide.

Toucher vaginal. Utérus est de dimensions normales, mobile légèrement. Orifice normal. On ne sent rien dans le cul-de-sac. On pensa avoir affaire à une tumeur ovarique. Opération. Incision du pubis à 3 centimètres de l'ombilic. Adhérences solides des deux côtés. Un coup de trocart pénètre dans un tissu solide, puis plus loin dans un petit kyste. Plusieurs petits kystes sont successivement vidés. La tumeur est attirée au dehors. Elle prend naissance de la face postérieure de l'utérus, au-dessous du fond. Sa base a deux centimètres de diamètre, on la coupe au moyen de l'écraseur. A la surface de la section deux ou trois vaisseaux donnent du sang, on les lie avec un fil de fer. Les ligatures sont coupées au ras et abandonnées dans l'abdomen. Un petit kyste qui sort derrière l'utérus est rompu. La toilette du péritoine est faite, puis la plaie suturée. La malade guérit, sans menace de péritonite.

Observation XV.

Tumeur fibro-kystique de l'utérus. — *Bulletin de la Société anatomique* 1849.

M. Barth raconte l'histoire d'une vieille femme, dont le ventre très développé renfermait des tumeurs, de densité et de forme différentes. On sentait la fluctuation sur quelques points, mais non sur d'autres. La malade fit une chute sur la tumeur qui devint douloureuse, des phénomènes fébriles se déclarèrent, et la mort arriva.

A l'autopsie on trouva quelques parties de la tumeur très dures, très denses, et d'autres parties molles, remplies de sérosité plus ou moins foncée. Ailleurs, il y avait une énorme quantité de cholestérine. Il existait de la matière crétacée sur quelques points de la tumeur, qui formaient une espèce de voûte. On ne trouvait pas l'utérus d'abord, mais on ne tarda pas à s'apercevoir que c'était dans les parois de cet organe, en avant, en arrière et sur les côtés, que la tumeur avait pris naissance. Elle se développait en même temps que l'utérus prenait du développement.

L'auteur pense qu'il s'agit de corps fibreux de l'utérus dégénérés, et de kystes multiloculaires de l'ovaire à parois plus ou moins épaisses.

Cette description est celle des tumeurs fibro-kystiques de l'utérus.

Observation XVI.

Kyste sous-péritonéal du fond de l'utérus ouvert dans l'intestin grêle par Rotureau.

Cas. M, 32 ans, est accouchée à terme il y a un an. Pendant sa grossesse un médecin constata en même temps hors du bassin une tumeur qui séparait l'abdomen en deux parties presque égales limitées toutes les deux par la ligne médiane du ventre. Cette tumeur grandit jusqu'au quatrième mois de la grossesse.

L'accouchement fut naturel, les suites en furent normales.

Quatre mois plus tard cette tumeur s'enflamma et la malade entra à l'hôpital.

MM. Dubois et Depaul constatèrent la présence d'une tumeur du volume d'une tête de nouveau-né, siégeant dans la fosse iliaque droite, et mate dans toute son étendue. On supposa que c'était un kyste de l'ovaire droit. La tumeur diminua peu à peu de volume, revint à celui du poing d'un adulte et facilement dépressible.

La malade devint de nouveau enceinte le 28 décembre et eut une fausse couche. Alors la tumeur augmenta sensiblement de volume, le ventre devint douloureux, la malade eut des vomissements bilieux, il n'y eut jamais de dévoiement.

La malade entre de nouveau à l'hôpital. Elle porte dans la fosse iliaque droite et empiétant sur la gauche une tumeur de 23 centimètres de circonférence, de 31 centimètres de diamètre vertical. Elle a le volume d'une tête d'adulte ; sa sonorité est extrême, elle a un son tympanique.

Ventre tendu et douloureux.

Depuis la fausse couche plusieurs pertes sanguines vaginales, mais depuis une dizaine de jours elles sont arrêtées. Les pertes ont reparu. Le toucher indique que le col est mou, assez dilaté pour admettre l'index. M. Gerdy pense que cette tumeur pourrait bien être une grossesse extra-utérine, que l'enfant a cessé de se développer à 3 mois, et que maintenant le fœtus contenu dans l'ovaire ou même dans le péritoine est putréfié, ce qui donne lieu à un dégagement de gaz, qui fait que sa sonorité constatée peut facilement s'expliquer.

La respiration se fait difficilement, il y a beaucoup de chaleur à la peau, la face est vultueuse, le ventre douloureux. La malade a peu dormi, pouls 130 p. quelques bulles de râle sous-crépitant à l'angle inférieur de l'omoplate gauche. La face devient bientôt ictérique.

Le 5 février, la malade a des gardes-robes fétides. Dans les matières on constate des flocons blanc-jaunâtres qui ont l'aspect d'albumine coagulée. Ces matières sont extrêmement fétides. Depuis cette époque la tumeur diminue considérablement, les vomissements continuent, la malade meurt le 22 février.

Autopsie. — Le ventre est incisé. Un tissu cellulaire assez lâche fait adhérer la tumeur à la paroi abdominale. La tumeur tient au fond de l'utérus par un pédicule de 4 centimètres de longueur sur 2 de large. Ce pédicule est plein et ne présente aucun pertuis qui fasse communiquer l'intérieur du kyste avec la matrice

La paroi postérieure de la matrice adhère à l'intestin grêle. Deux ouvertures de communication existent entre le kyste et l'intestin. La plus large à 1 centimètre et demie de diamètre. Elle est située à 7 centimètres de la valvule iléo-cæcale.

Les parois du kyste ont une épaisseur de 1 centimètre environ.

Il contient une matière jaunâtre infecte, comme une bouillie molle. L'intérieur du kyste est détergé de cette bouillie, d'odeur gangréneuse, laisse voir des lambeaux fibreux, assez friables, teintés par du sang. On peut en retirer des lambeaux qui flottent dans le kyste.

L'utérus n'a pas un volume plus considérable qu'à l'état normal.

Les deux ovaires sont sains, les trompes et autres annexes de l'utérus ont l'aspect normal.

Le péritoine n'est pas adhérent au kyste, il est sain et ne contient ni sérosité, ni pus.

Observation XVII.

Tumeur fibro-kystique. — Opération. — Guérison, par Baker Brown.

C. N. 30 ans mariée est admise le 19 mai 1859 au London Surgical home. Mère de trois enfants. Elle a beaucoup souffert d'un écoulement vaginal excessif, de métrorrhagies fréquentes. Deux ans après la naissance de son dernier enfant elle a senti une tumeur dans le ventre qui n'a fait que grossir depuis.

Au moment de son entrée elle est anémique, le ventre énorme, leucorrhée abondante, qui disparut sous l'influence d'un traitement tonique. Mais elle a eu des attaques d'hémorrhagies fréquentes en dépit d'un traitement styptique.

En mai elle est extrêmement faible, presque dépourvue de sang, car en février elle a perdu près de trois pintes de sang à l'époque de ses règles qui ont duré neuf jours sans discontinuer.

En juillet 1859, M. Brown divise le col, la tumeur est juste dans sa cavité. Cette opération arrête l'hémorrhagie. Le 29 juillet la tumeur est sectionnée avec des ciseaux. Ceci a pour effet l'affaissement de la tumeur qui se vide en projetant son contenu.

En août la malade a eu des symptômes de pyohémie qui ont été surmontés par le traitement.

En décembre, exeat. La tumeur est réduite à un petit volume, ne cause pas de gêne.

En février la malade est revue, elle a repris sa bonne santé antérieure et vaque à ses occupations.

Le flux menstruel est modéré.

Depuis, la malade a eu une attaque récente de métrorrhagie, pour laquelle elle est de nouveau en traitement.

Observation XVIII.

Tumeur fibreuse à Géodes. — Péan, leçons de clinique chirurgicale.

Tumeur sous-péritonéale développée sur le fond de l'utérus hypertrophié, contenant dans son intérieur de nombreuses géodes, et infiltré d'une telle quantité de liquide, que le diagnostic fut certain.

Morcellement, amputation portant sur le corps de l'utérus. Ovaire gauche dégénéré et extirpé, pédicule à l'angle inférieur.

Poids du fibrome 5475 grammes.

Apparition des règles le soir de l'opération.

Pendant le traitement, formation d'un phlegmon de la fosse iliaque, qui est évacué spontanément par le rectum, guérison.

Observation XIX

Tumeur fibreuse à Géodes. — Péan, leçons de clinique chirurgicale.

Tumeur irrégulière formée de deux parties distinctes : une interstitielle sur le fond de l'utérus ; une autre sous-péritonéale sur la face antérieure du corps. La première est creusée *de géodes* dans la partie supérieure · plus profondément, elle est fibreuse et infiltrée. La deuxième est très dure et cartilagineuse. Hypertrophie considérable des parois et de la cavité de l'utérus, y compris le col.

Ablation par morcellement. Difficulté d'enlever le prolongement antérieur qui s'étend dans le cul-de-sac utérin. Ablation des trompes et des deux ovaires. Kystes flottants et tubulés appendus au corps de Rosenmüller, poids 13 kilogrammes, — guérison.

Observation XX

Tumeur kystique développée dans les parois de l'utérus. — Service du Dr Löbl. — Hôpital général de Vienne.

A l'examen on trouvait à travers les parois abdominales, un peu du côté gauche, une tumeur un peu plus volumineuse qu'une tête d'adulte, insensible à la palpation et immobile. Par le vagin, on sentait la présence d'une tumeur large, globuleuse, élastique, se prolongeant sur la partie supérieure gauche du vagin. Elle semblait dépressible, fluctuante dans une grande étendue de sa surface, mais à sa partie inférieure se trouvaient des plis et des enfoncements simulant l'orifice d'un museau de tanche. L'hystéromètre pénétrait en arrière, et sur le côté droit, de telle façon que son extrémité pouvait se sentir à travers les parois abdominales. Son introduction ne déterminait pas de douleurs, mais un très léger saignement de la muqueuse. Cet examen montrait un agrandissement considérable de l'utérus dans tous ses diamètres, il faisait également reconnaître que la tumeur était intimement unie à l'organe et mobile avec lui.

Trois ou quatre jours après cette exploration, la malade fut prise de vomissements et de symptômes de péritonite, qui guérit facilement. Plus tard on fit un nouvel examen qui amena aux mêmes conclusions.

Un mois ensuite la malade succomba à une pneumonie, prise dans l'hôpital.

Autopsie. — En ouvrant l'abdomen, on trouva une tumeur, ayant la position d'une vessie énormément distendue, et juste sur la ligne médiane. Extérieurement, elle semblait occuper les faces antérieure et gauche des parois de l'utérus, et repousser la paroi utérine droite vers le côté droit de l'abdomen. On trouvait les traces d'une ancienne péritonite, des adhérences derrière l'utérus le fixant au rectum, mais nulle part les signes d'une perforation, ou d'une inflammation récente. On constatait une sorte de fluctuation vers la partie droite de la tumeur. En soulevant en masse les organes génitaux voici ce que l'on observait.

L'entrée du vagin était fort étroite; mais le vagin lui-même était très large, et rempli par une tumeur à surface blanchâtre, sur laquelle, par points, se montraient des plaques brillantes, d'apparence tendineuse. La tumeur montait à travers le col énormément dilaté, et dont les lèvres ne se sentaient que comme un anneau fort étroit, puis elle s'étendait dans l'intérieur de l'utérus.

La muqueuse utérine et vaginale était hyperémiée, épaissie du côté droit surtout. Le côté gauche et la face antérieure de l'utérus étaient occupés intérieurement par la tumeur.

Une coupe de la tumeur montrait qu'elle était formée d'une suite de loges, ne communiquant pas ensemble, dont les parois était formées de tissu conjonctif supportant les vaisseaux de la tumeur.

Le contenu des kystes était un liquide jaune clair, d'apparence séreuse. Il faut ajouter que la tumeur était toute entière formée aux dépens de la substance de l'utérus; le fond de l'organe formait sa limite supérieure. De plus, des traces de fibres musculaires pouvaient se voir sur les parois intérieures des kystes juste sous le péritoine.

On est conduit à penser que l'on a affaire à un myome utérin, qui a subi une dégénérescence muqueuse, qui a fait disparaître le tissu primitif, en conservant seulement la trame conjonctive. Ce qui le fait penser c'est que le liquide des kystes contenait beaucoup de mucine, et donnait un précipité abondant par l'acide acétique.

Observation XXI

Tumeur utéro-kystique. — Péan, *Union médicale*, mars 1873, n° 238-239.

Madame S...., 23 ans, d'une bonne santé dans son enfance,

irrégulièrement réglée à 14 ans, pas d'enfants. Il y a cinq ans, à la suite d'une marche prolongée, et lors d'une époque cataméniale, elle fut prise de vives douleurs hypogastriques, et une perte survint. Depuis lors chaque retour menstruel s'accompagna de douleurs ; les règles coulaient avec une abondance inaccoutumée.

En juin 1871 madame S., voit son ventre grossir bien que les règles reparaissent chaque mois avec abondance, on lui persuade qu'elle est enceinte. Le terme passé, elle va consulter M. Kœberlé. Au dire de la malade ce chirurgien aurait parlé d'une tumeur ovarique. Il déclara eu même temps que le volume de la tumeur et les douleurs n'étaient pas suffisantes pour motiver une intervention chirurgicale, mais qu'elle pourrait se faire dans quelques mois.

A Paris la malade fut traitée par le Dr Paquelin, qui reconnut la nature kystique de la tumeur, tout en conservant des doutes sur son point d'implantation. Il essaya pour enrayer la tumeur, l'usage des courants induits. Il put constater pendant un mois que la tumeur restait immobile, et dès que les courants ne furent plus appliqués la tumeur se remit à grossir.

En décembre 1872, la tumeur remontait jusqu'à l'épigastre, envahissant l'abdomen, couvrant les fosses iliaques, causant des douleurs lancinantes dans tout le ventre, donnant des frissons, de la fièvre, des sueurs et de l'insomnie, le Dr Paquelin pensa qu'il serait prudent d'intervenir.

La malade vint trouver M. Péan qui reconnut :

Au moyen du palper abdominal : que la tumeur, bien que paraissant sous l'abdomen était entourée d'anses dilatées et sonores sur les côtés et vers la partie supérieure. La tumeur, sensiblement symétrique, apparaissait volumineuse, tendue et dure du côté de l'hypogastre et du flanc droit ; plus molle et plus fluctuante, vers l'ombilic et le flanc gauche ; d'ailleurs, toute l'étendue de sa surface était lisse, peu bosselée et fort douloureuse.

Par le toucher vaginal : que le col utérin était presque normal, quoique légèrement hypertrophié. Par cette voie, il restait difficile à établir les rapports exacts qui existaient soit avec le corps de l'utérus soit avec la tumeur. Il était impossible de rien préciser en palpant au niveau du cul-de-sac antérieur. Les choses changeaient dans le cul-de-sac postérieur. En ce point, le doigt rencontrait une saillie dure, tendue, large de quatre travers de doigts, dont la partie inférieure se continuait sans ligne de démarcation avec le col de l'utérus. Cette saillie simulait assez bien un corps utérin refoulé par une tumeur qui se serait développée dans la paroi postérieure. N'était le grand volume de cette masse, on eût pu penser à un corps utérin volumineux en antéflexion. La sonde portée dans la vessie, montrait que la cavité de cet organe était en partie effacée. Cette cavité était en bissac. Sa partie inférieure était justapoxée au col de l'utérus ; la supérieure moins spacieuse, restait accolée au pubis et était séparée de la précédente par la saillie de la tumeur dont il vient d'être question.

De ces signes, M. Péan conclut que la tumeur ne devait pas être ovarique, mais utérine avec insertion dans la paroi postérieure du corps de l'organe. Elle devait être formée par des masses kystiques, entourées d'une coque utérine hypertrophiée. Quant aux douleurs, il les expliquait, soit par l'inflammation des parois utérines distendues, soit par la suppuration des loges du kyste ou encore par des péritonites partielles.

La ponction tout en renseignant sur la nature du liquide contenu, était impuissante à faire reconnaître si la tumeur était ovarique ou utérine. Elle fut déclarée inutile.

M. Spencer Wells examina la malade, et confirma sans aucune restriction que l'on était en présence d'une de ces tumeurs rares auxquelles on a donné le nom d'utérines ou de fibro-cystiques.

Opération. — Incision sur la ligne blanche, de l'ombilic au pubis. Les parois contiennent de nombreux vaisseaux qui sont pincés. Le péritoine pariétal incisé, laisse voir que l'épiploon recouvre toute la face antérieure de la tumeur ; il lui est adhérent, et va s'insérer jusque sur la vessie, et sur les côtés de l'utérus. Sur ce dernier organe, les adhérences sont si solides et surtout si vasculaires, qu'on ne peut, sans grand danger, tenter de les décoller. On les lie et on coupe entre deux ligatures.

La tumeur est découverte. A l'œil et au toucher, on est en peine pour décider si la tumeur est kystique ou fibreuse. Une coloration rougeâtre, l'épaisseur et la résistance des tissus faisaient penser qu'elle est plutôt solide que liquide ; aussi n'y a-t-il que la ponction qui permette de trancher la question. Il s'écoule un jet de liquide purulent séreux, assez semblable à du pus coloré par du sang. Il s'écoule trois à quatre litres de liquide provenant d'une poche à parois épaisses d'environ deux centimètres. Une autre poche moins volumineuse lui est accolée. Elle est ouverte par l'intérieur de la première. On n'en trouve plus ensuite que deux petites situées au niveau de l'utérus. M. Péan ne pouvant réussir à attirer la tumeur à lui, porte la main dans la cavité abdominale. Il reconnaît que non seulement la masse kystique a pris naissance dans le col de l'utérus, mais encore qu'elle soulève le péritoine de façon à dédoubler les ligaments larges et à refouler le péritoine jusqu'au niveau du promontoire sacré de la fosse iliaque.

La grande loge seule s'était étendue de ce côté, et il était impossible de la détacher des parties ambiantes sans causer de trop grands délabrements ; au contraire, il était plus aise d'enlever les autres loges au niveau de leur implantation dans le tissu utérin, à la surface de la vessie.

M. Péan traverse la tumeur aussi bas que possible, au moyen d'un double fil métallique. Ce double fil a pour destination d'étreindre la tumeur, d'une part en arrière, de façon à permettre d'en réséquer la plus grande partie, après l'avoir comprimée assez fortement pour se mettre à l'abri de toute chance d'hémorrhagie, puis d'autre part, en avant, en vue de lier les autres portions du kyste au ras de leur implantation vers l'utérus. Les fils furent serrés au moyen du ligateur Cintrat, puis toutes les parties comprises au-dessus, excisées. La paroi abdominale fut suturée par sept épingles et cinq sutures à anse.

1er jour. — P. 104. — Cuisson à la plaie. Sommeil.

2e jour. — P. 112. — Glace sur l'abdomen. Douleurs dans l'aine gauche. Un peu de dyspnée.

7e jour. — Deux épingles sont détachées en haut. Le pédicule se détache sans suppurer.

8e jour. — Règles normales, sans douleurs.

11e jour. — Pédicule tombe, on retire des épingles. Chute du pédicule. Il coule du pus très fétide. Injection d'eau alcoolisée ; un tube de caoutchouc à demeure.

31e jour. — Écoulement séreux par la plaie a diminué. La malade marche facilement. Les règles viennent.

50e jour. — La malade est guérie. Elle a un œdème de la jambe gauche.

Pendant plusieurs mois cet œdème a continué à se montrer à chaque époque cataméniale. Depuis la malade est complètement guérie.

Observation XXII.

Tumeur utéro-kystique. — Excision d'une partie de la poche. — Suppuration de la partie restante. — Guérison, par M. Péan.

M. R., 36 ans. Depuis trois ans menstruation irrégulière, douleurs lombaires intenses, quelquefois règles très abondantes. Il y a un an, on constata la formation d'une tumeur du côté droit de l'abdomen. Depuis cette époque ménorrhagies, douleurs très violentes, ventre grossit, dyspnée intense. La digestion est intacte, appétit reste bon. Miction est fréquente.

Examen de la malade. Col de l'utérus est libre. Corps de l'utérus confondu avec la tumeur, tellement qu'on se demanda un moment si ce n'était pas une tumeur fibro-cystique. On s'arrêta à l'idée d'un kyste de l'ovaire adhérant à l'utérus à cause de la netteté avec laquelle on percevait la fluctuation, un doigt dans le vagin et la main sur l'abdomen. Ce qui fit penser qu'on avait affaire à un kyste uniloculaire, et peut-être à parois épaisses ou végétantes. En effet c'est la règle de trouver des portions de parois végétantes, quand les parois sont épaisses. Au contraire quand les parois sont minces, et qu'elles forment des bosselures nombreuses et rapprochées, il y a plus de chances de trouver l'intérieur lisse ou aréolaire que végétant.

Opération. — Incision du pubis à un doigt de l'ombilic, un peu d'ascite s'écoule. La paroi de la tumeur est de coloration rougeâtre, sans grandes adhérences en avant. Le kyste est ponctionné, il contient un liquide brun foncé, contenant de nombreuses masses de coagulations sanguines. Dans la partie inférieure, il coule un liquide sanguinolent, noirâtre, à grumeaux, et dont la surface se couvre de cholestérine.

Le kyste vidé, on trouve des adhérences lâches en avant, puis on morcelle la partie antérieure du kyste, qui est ensuite enlevée. En passant la main en arrière, on constate que le point de départ est dans l'épaisseur de l'utérus hypertrophié. La tumeur débordait les ligaments larges sur les côtés, adhérant aux deux fosses iliaques et à la vessie.

On se décida à ne pas détacher ces parties, on lia puis réséqua toutes les portions supérieures seules. Quant aux autres, elles furent laissées en place, et disposées de la meilleure manière pour faciliter l'écoulement du pus, en les disposant en forme de bourse, dont le goulot arrivait à l'angle inférieur de la plaie. Dans cet orifice fut placée une grosse canule à demeure pour la sortie du pus.

Examen de la pièce. — La portion du kyste enlevée présentait une paroi épaisse de 7 millimètres, résistante, d'aspect aponévrotique. A la coupe elle avait l'aspect des fibres musculaires lisses ; on y voyait les orifices de quelques sinus veineux. Sur la surface interne, on voyait de nombreuses végétations de la grosseur d'un grain de millet, les unes simplement disséminées, les autres conglomérées en groupes, et rappelant l'aspect des plaques de Peyer de l'intestin. Toutes sont uniformes d'aspect, de grosseur et d'une hauteur qui ne dépasse pas un millimètre. A l'intérieur on avait trouvé l'une des trompes hypertrophiée, et appliquée sur la tumeur.

Suites. — Depuis le 2 juin, on fait des injections dans la plaie, le pédicule de la tumeur est peu à peu rentré dans le ventre, le reste s'en allant par suppuration sous forme de lambeaux plus ou moins larges.

Observation XXIII.

Tumeur utéro-kystique. — Péan, leçons de clinique chirurgicale. —

Début, 2 ans environ. Pas d'hémorrhagies, mais douleurs violentes. Incision jusqu'à l'ombilic. Pas d'adhérences, sac couvert d'exsudations fibrineuses en ilôts. Ascite environ 2 litres. Ponction de la tumeur, une seule loge : 10 litres de liquide hématique, chocolat foncé. Incision de toute la partie supérieure du sac. Conservation de la portion la plus profonde qui n'est autre chose que le fond de l'utérus évasé et ouvert en entonnoir ; le corps utérin hypertrophié, a plus du volume du poing. La partie du sac conservée fut suturée aux lèvres de la plaie des parois, après avoir été préalablement comprimée par une ligature métallique. Dans sa cavité fut disposée une canule à demeure. Guérison.

Observation XXIV.

Tumeur kystique de l'utérus. — Demarquay. — Résumé.

M, 43 ans, menstruation régulière. Il y a deux ans une tumeur se montre du côté gauche, qui envahit peu à peu tout le ventre. Au moment des règles la malade éprouvait de vives douleurs dans le ventre.

Ventre volumineux, arrondi régulièrement. La tumeur a une grande mobilité, et semble sans adhérences.

On ne peut ni toucher, ni pratiquerle cathétérisme utérin.

Une ponction exploratrice donnne 6 litres d'un liquide citrin, un peu filant. La tumeur ne s'affaisse pas en entier, et le ventre garde en partie ses dimensions.

On diagnostique un kyste ovarique.

Opération. — On ponctionne un premier kyste qui donne un jet de sang, puis un second kyste donne un liquide jaune-citrin mêlé de sang.

Le kyste a une teinte rougeâtre, des parois fermes. Il est attenant au fond de l'utérus. On fait la ligature en masse de la base de l'utérus, on l'étreint dans une chaîne d'écraseur et détache la masse.

On est obligé de nettoyer le péritoine, puis on fait la suture de la plaie. On laisse le pédicule au dehors.

Mort en trente six heures.

Poids 2 kilogrammes. Forme ovoïde, d'une teinte rougeâtre, marbrée de taches bleu foncé. Les parois du kyste ont une épaisseur variable. La surface interne est sillonnée de vésicules sur un fond blanchâtre. Dans un point on trouve une véritable ulcération.

Un certain nombre de kystes existent en différents points, ils varient de contenu, tantôt filant, comme le liquide du grand kyste, tantôt du sang pur.

Dans les petits kystes il n'y a pas de paroi propre. Le sang semble épanché entre les mailles du tissu utérin. Les côtés de la cavité sont réticulés. Dans les kystes à sérosité, on trouve une paroi plus distincte; elle est inégale, tapissée de fibrine.

Le tissu utérin interposé a un énorme développement, sa consistance n'est pas changée. Les sinus sont très développés, on les voit énormes à la coupe.

Histologie par M. Bouchard.

Kyste est formé par un tissu de fibres musculaires lisses, séparées par des éléments conjonctifs. Les fibres musculaires sont plus volumineuses que celles de l'utérus à l'état normal.

INDEX BIBLIOGRAPHIQUE

ATLÉE. *Transactions of the American association*, t. V.

American journal of medical sciences, t. XIX, 1843.

Diagnosis of Ovarian tumours, *Observation* XLIII.

BARTH. *Bulletin Soc. anatomique*, 1849.

BACKER-BROWN. *Pathological Transactions*, t. XIV.

Ovarian dropsy, nature, diagnosis.

Pathological Transactions, t. XVIII.

BEATTY. *British medical journal*, november 1871.

BEIZEL. *Krankheiten des weiblichen*, t. I, 1874.

BOINET. *Gazette hebdomadaire*, 1873.

BRYANT-THOMAS. *Transactions of the London Obstetrical society*, 1872, t. XIV.

Practice of Surgery.

CATERNAULT. *Thèse.* Strasbourg, 1865.

CHAMBERS. *Obstetrical society*, 1878, t. XX.

CRUVEILHIER. *Traité d'anatomie pathologique*, t. V. 2e édition.

Atlas, livre XIII, planche 4.

DEAN. *Boston med. and Surg. journal*, 1878.

DEMARQUAY. *Union médicale*, 1868.

Académie de médecine, 1872 et 1874.

Traité des maladies de l'utérus,

DIFFENBACH. *Rut's Magazine*, 1826, t. XXV.

DORAN. *Saint-Bartholemew's hospital reports*, 1877, t. XIII.

EDIS. *Obstetrical Society of London Transactions*, t. XI.

Obstetrical Transactions, t. XX.

FAGGS-HILTON. *Path. Transact.*, t. XVII, 1876.

FECHTER. *British med. journ.*, 1862.

FEHLING et LÉOPOLD. *Myosarcoma lymphangiektodes uteri.— Archiv. fü- Gynekologie*, t. VII, 1875.

GAUBIER. *Bull. Soc. anatomique*, t. XV.

GAILLARD-THOMAS. *Disease of women.*

GAYET. *Lyon médical*, 1873.

GRAY. *Path. Transact.*, 1853.

MAC-GUIRE. *Medical Times*, 1872.

The Lancet, 1872.

GRAILY-HEWITT. *Path. Transact.*, t. XI, 1860.

Disease of women, 1872.

HAKES. *British medical*, 1863.

HERRMANN et GALABIN. *British medical*, 1878.

HOLMES. *Treatise of Surgery*, 1875.

HEER. *Tum. fibro-cystiques.* Zurich, 1874.

HOLMES. *Boston med. and surg. journal*, 1874.

ICERY. *Bulletin Soc. anatomique*, t. XXVIII.

JOSLIN. *American journal of med. science*, 1867.

KEITH. *The Lancet*, 1875.

Edinburgh med. journal, 1876.

KIDD. *Dublin journal of med. science*, 4875.

KIMBALL-PRESBREY. *Boston med. journal*, 1876.

KIWISCH. *Krankheiten des Uterus*, t. II, 3e édition.

KLOB. *Path. anat. of femal organs.*

KOCHER. *Correspondenz Blatt für Schweitzer Aertze*, 1877.

KŒBERLÉ. *Documents pour servir à l'histoire des tumeurs fibreuses de la matrice.* Strasbourg, 1864.

Gazette médicale de Strasbourg, 1864.

Ovariotomie, 1865.

Mémoires de l'Académie de médecine, 1869.

KURTZ. *Deutsch Zeitzschreitung für praktic medicin*, 1877.

LANE. *Kiwisch's clinical lectures*. London, 1860.

LEE. *Remarks upon diagnosis of ovarian from fibro-cystic tumours.*

LIZAR. *Observation on extraction of diseased ovaries*, 1824, Edinburgh.

LÖBL. *Cystic tumours of uterus*. Lancet, 1872.

MALASSEZ. *Arch. Physiologie*, 1872.

MICKULICZ. *Wien med. Wochenschrift*, 1879.

NÜNN. *Path. Transact. of London*, t. XIV, 1863.

PAGET. *Lectures of Surgical Path.*, 1853.

PALZOW. *Soc. de Gynocologie*. Berlin, 1875-1876.

PEASBEE. *Ovarian tumours.*

PÉAN. *Union médicale*, 1869. (Cliniques chirurgicales.)

PÉAN et URDY. *Hystérotomie*, 1873.

RINDFLEISCH.

RIEUX. *Bull. Soc. anat.*, t. XXIV.

ROKYTANSKY.

ROTUREAU. *Bull. Soc. anat.*. 1842.

ROBERT. *Obstetr. Transact.*, t. XIII, 1871.

ROUTH. *Clinical lectures*, The Lancet, 1863.

Memoire on some points connected with the pathology of fibro-cystic tumours. London, 1864.

Transact. of pathology Society, t. XIV.

Obstetric. Transact., t. VIII, 1866.

SCHULER. *Dissertation inaugurale*. Tubingen, 1878.

SIMPSON. *Clinical lectures*. Edinburgh, 1843.

Edinburgh med. journal, 1843.

STORER. *American journal of med. science*, 1866.

STAPLEN. *Chicago journal and Examiner*, 1877.

SPIEGELBERG et WALDEYER. *Wirchow's Archiv. Band*, 44.

KNOWSLEY-THORNTON. *Medical Times and Gazette*, 1874. — *Cystic tumours of the Pelvis.*

Medical Times and Gazette, 1879.

British med. journal, 1878, *The silk ligature of the Pedicle.*

THOMAS.	*Philadelphian med. journal*, 1873.
TANNER.	*Obstetrical Society of London*, 1861.
TRENHOLME.	*The Lancet*, 1874.
	Journal of great Britain, 1875.
VIRCHOW.	*Path. des tumeurs.*
WAGNER.	*On the fibro-cystic disease.*
SPENCER-WELLS.	*Pathol. Transact.*, t. XIV, 1863.
	— — t. XVII, 1866.
	Dublin quaterly journal of medical science, 1864
	British med. journal, 1878.
	Disease of the ovaries.
WORMS.	*British medical*, 1877.
WEST.	*Lectures on diseases of women.* London, 1858.

Pl. I

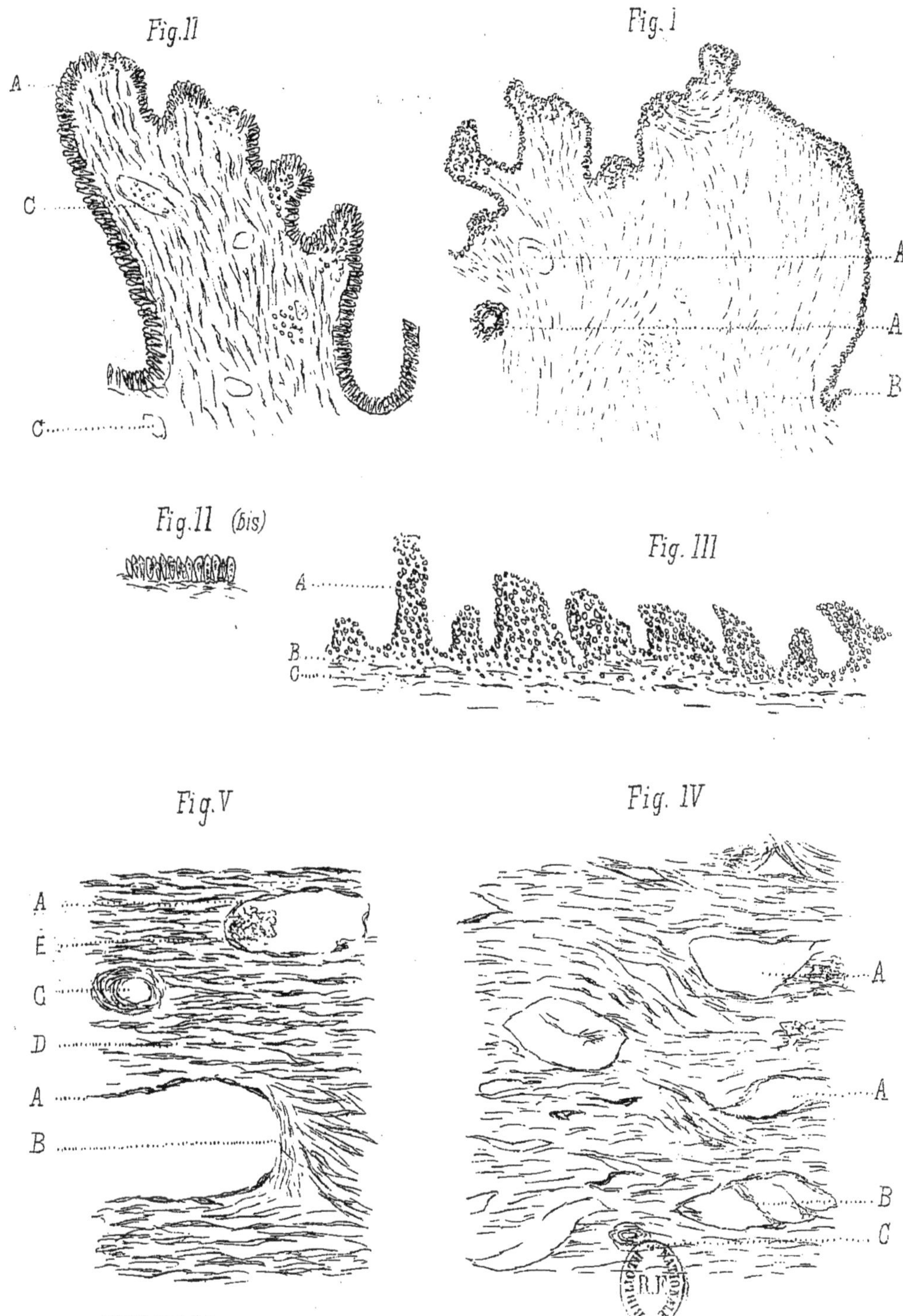

ED. LEBEC. DEL. ET LITH.

Pl. II

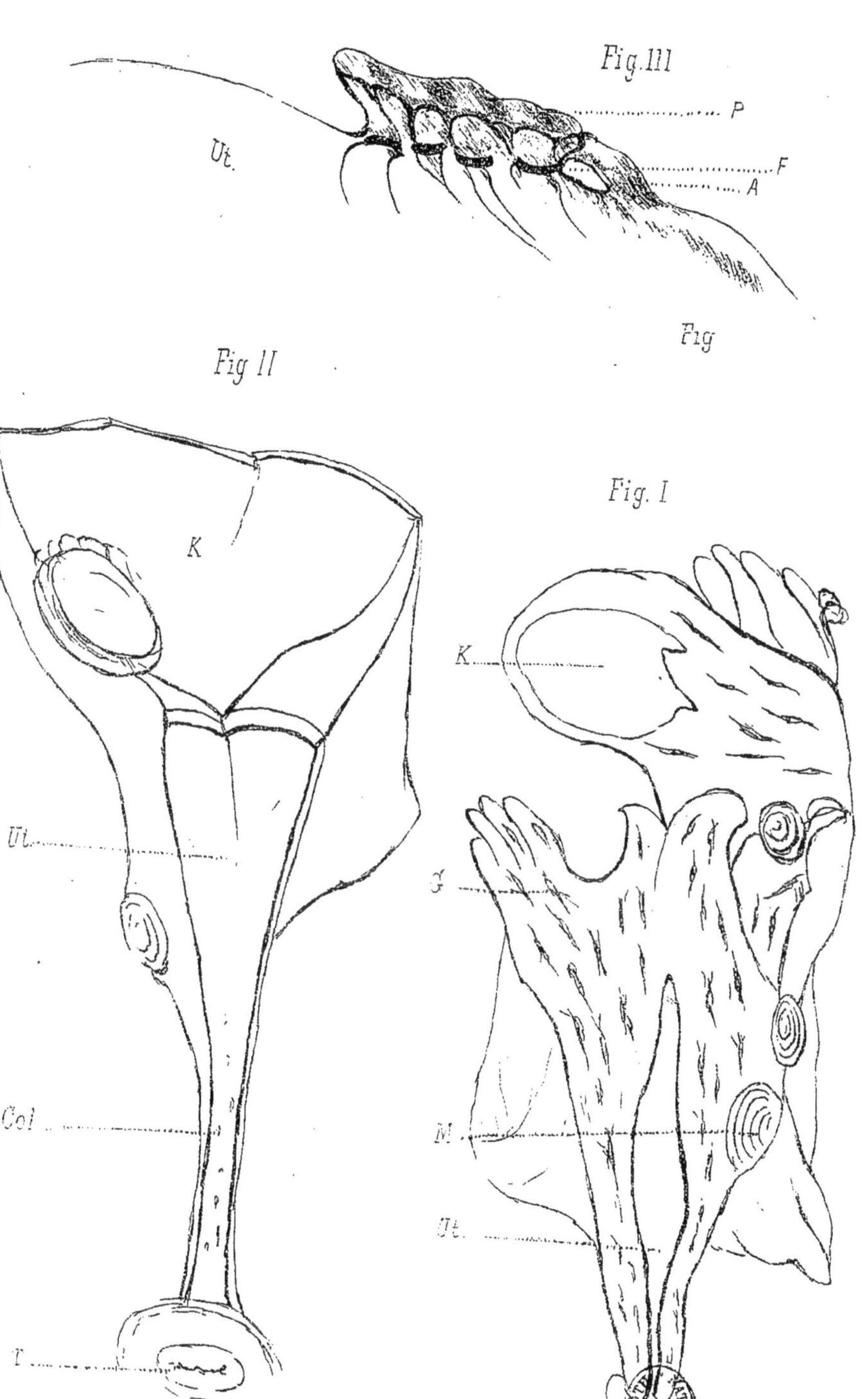

ED. LEBEC. DEL. ET LITH

TABLE DES MATIÈRES

90-80 — CORBEIL. Typ. et stér. J. CRÉTÉ.

www.ingramcontent.com/pod-product-compliance
Ingram Content Group UK Ltd.
Pitfield, Milton Keynes, MK11 3LW, UK
UKHW012047240726
13965UKWH00003B/1095